TDAH

Gestión para mujeres mayores.

Estrategias comprobadas, consejos prácticos, guías de expertos con soluciones potenciadoras para prosperar en la vida diaria

Por

Taylor B. Butler

1

Derechos de autor © Libro 1

Tabla de contenido

Capítulo 1

Capítulo 2

Capítulo 3

Capítulo 4:

Capítulo 5:

Capítulo 6

Capítulo 6

<u>Conclusión</u>:

Introducción

¿Alguna vez ha tenido la sensación de que está continuamente haciendo malabarismos con las cosas mientras intenta encontrar su equilibrio? Tienes una dinámica interior especial que está llena de potencial no realizado como mujer mayor. Bienvenido al fascinante reino del TDAH en mujeres mayores, donde la mente se mueve al ritmo y crea una deslumbrante sinfonía de inspiración.

Había una señora llamada Lily que vivía en un lindo y pequeño pueblo costero. Era famosa por su enorme vigor, su mente aguda y su actitud inquebrantable. Pero a pesar de su naturaleza alegre, Lily a menudo se sentía alienada y fuera de contacto con su entorno. Todo no cambió hasta que se dio cuenta de que tenía TDAH, una joya escondida en su interior.

Los pensamientos de Lily eran como un caleidoscopio, explotando con diferentes tonos y diseños. Cada giro del caleidoscopio mostró nuevos puntos de vista y oportunidades ilimitadas. Sin embargo, hubo ocasiones en las que el caleidoscopio se salió de control, dejándola desorientada y abrumada. Lily descubrió cómo controlar el encantamiento del caleidoscopio, produciendo momentos impresionantes de percepción y claridad con la ayuda del conocimiento y el equipo adecuado.

Un día, mientras Lily deambulaba por un mercado lleno de gente, vislumbra a un músico callejero tocando una animada melodía con su guitarra. Parecía profundamente afectada por la música, que parecía reflejar el ritmo de sus pensamientos. De repente comprendió que cada instrumento en su cabeza parecía un aspecto distinto de ella misma, similar a una orquesta. Lily empezó a apreciar la sinfonía especial de sus pensamientos, sentimientos e ideas como directora de su mente.

Pero el viaje de Lily hacia el autodescubrimiento no siempre fue fácil. Había momentos en los que sus pensamientos se desviaban y se aventuraban hacia nuevos reinos de creatividad e imaginación. En ese momento, Lily comprendió que su mente era como un explorador inquieto que buscaba territorios inexplorados y riquezas enterradas. Aprendió más sobre sí misma y el mundo que la rodeaba con cada nuevo viaje.

En un día brillante, Lily conoció a Evelyn, una señora mayor que apenas estaba tomando conciencia de su propio TDAH. Se dieron cuenta de que no viajaban solos mientras compartían historias y reían sentados en un banco del parque. Lily y Evelyn formaron un sistema de apoyo a través de su nueva relación, animándonos mutuamente a aceptar su individualidad y triunfar a pesar de las dificultades.

Le invitamos a emprender su viaje de autodescubrimiento en este capítulo, tal como lo hicieron Lily y Evelyn. Nos adentraremos juntos en las profundidades de los placeres y dificultades del reino encantado del TDAH en mujeres mayores. Queremos brindarte las habilidades para desatar tu dinámica interior y construir una vida llena de significado y satisfacción a través de ideas útiles, técnicas poderosas e historias conmovedoras.

¿Estás preparado para entrar en el mundo encantado del TDAH en mujeres adultas? Únase a nosotros en este increíble viaje donde la emoción del autodescubrimiento se encuentra con el sinuoso camino de la iluminación. Juntos, celebraremos la vivacidad y la brillantez de su intelecto, convirtiendo los obstáculos en peldaños en el camino hacia una vida rica en imaginación, resiliencia y potencial ilimitado.

Capítulo 1

Comprender el TDAH en mujeres mayores

La prevalencia del trastorno por déficit de atención con hiperactividad (TDAH) entre las mujeres de edad avanzada ha aumentado recientemente. Las investigaciones han revelado que el TDAH puede continuar hasta la edad adulta e incluso ser diagnosticado erróneamente hasta una edad más avanzada, a pesar de que a menudo se lo considera una enfermedad infantil. Este capítulo intenta brindar un mejor conocimiento de este grupo demográfico a veces subestimado, arrojando luz sobre las dificultades particulares que experimentan las mujeres mayores con TDAH.

Frecuencia y Reconocimiento:

Se debe tener en cuenta la frecuencia y el reconocimiento del TDAH en mujeres mayores. Creencias arraigadas sostenían que el TDAH es principalmente una afección infantil que mejora a medida que las personas envejecen. Los estudios han demostrado que una proporción considerable de personas presentan síntomas durante la madurez y muchas no reciben un diagnóstico hasta mucho más tarde en la vida. El motivo de este retraso en la detección puede deberse a varias cosas, incluidas las discrepancias en la presentación de los síntomas específicos del género, las expectativas culturales y la superposición de síntomas con otros problemas de salud mental.

Las mujeres mayores con TDAH se enfrentan a dificultades particulares que pueden tener una gran influencia en su vida cotidiana. Entre estas dificultades se encuentran aquellas relacionadas con la planificación y la gestión del tiempo, problemas de concentración, impulsividad y desregulación emocional. Estos síntomas pueden provocar problemas en el trabajo, en las relaciones y en la autoestima, entre otras cosas. También pueden ocurrir cambios cognitivos relacionados con la edad en mujeres mayores, lo que podría exacerbar sus síntomas de TDAH.

Variaciones de género:

Es importante comprender las variaciones de género en la sintomatología del TDAH. Los niños y los hombres más jóvenes suelen ser más propensos a la hiperactividad, mientras que las niñas y las mujeres tienen más probabilidades de tener síntomas internalizantes como falta de atención y desorganización. Dado que los síntomas femeninos pueden ser menos obvios o confundirse con los de otros trastornos como la ansiedad o la depresión, esta variación en la presentación de los síntomas podría llevar a un subdiagnóstico o una mala interpretación en las mujeres.

Efectos hormonales:

Los síntomas del TDAH también pueden verse afectados por los cambios hormonales que ocurren a lo largo de la vida de una mujer. Por ejemplo, los cambios hormonales provocados por la pubertad, la menstruación, el embarazo y la menopausia pueden tener un impacto en el rendimiento cognitivo y el control emocional, posiblemente agravando los síntomas del TDAH. Comprender estos impactos hormonales es esencial para comprender las dificultades particulares que experimentan las mujeres mayores con TDAH.

Tratamiento y diagnóstico tardío:

Es posible que las mujeres mayores con TDAH no diagnosticado hayan pasado una parte importante de su vida sin recibir la información o asistencia adecuada para sus síntomas. Un diagnóstico tardío puede provocar una variedad de sentimientos, incluido alivio, afirmación y quizás tristeza por las oportunidades desperdiciadas. Es fundamental atender las necesidades únicas de las mujeres mayores con TDAH, ofreciendo terapias y apoyo adecuados adaptados a su etapa de la vida y circunstancias únicas.

Comorbilidad con otros problemas: Las comorbilidades entre mujeres mayores con TDAH y otros problemas de salud mental son comunes. Los trastornos de ansiedad, la depresión, el abuso de drogas y los trastornos alimentarios son ejemplos de comorbilidades comunes. El diagnóstico y tratamiento de estos

trastornos concurrentes puede ser un desafío ya que los síntomas de ambas enfermedades pueden coexistir o interactuar. Para que las mujeres mayores con TDAH reciban un tratamiento completo, es fundamental evaluar y tratar estas enfermedades concomitantes.

Impacto en el envejecimiento y el bienestar:

El TDAH puede afectar significativamente el proceso de envejecimiento y el bienestar general de las mujeres mayores. Las personas pueden tener dificultades adicionales a medida que envejecen debido a la pérdida cognitiva, problemas de salud física y cambios en los roles sociales. Estos desafíos relacionados con el envejecimiento podrían empeorar y enfrentarse a más estrés si el TDAH está presente. Es crucial tener en cuenta las necesidades particulares de las mujeres mayores con TDAH y establecer planes para promover un envejecimiento saludable y el bienestar.

Aspectos Sociales y Culturales:

A la hora de identificar y diagnosticar el TDAH en mujeres mayores, los aspectos sociales y culturales son cruciales. La forma en que se ven e informan los síntomas del TDAH puede estar influenciada por normas culturales y roles de género. Es posible que las mujeres mayores, en particular, crecieran en un período en el que el TDAH femenino no era generalmente conocido ni reconocido. Es posible que sus síntomas hayan pasado desapercibidos o se hayan confundido con fallas personales en lugar de un trastorno del desarrollo neurológico como resultado de esta ignorancia. La identificación precisa y la atención adecuada dependen de una comprensión profunda de las variables sociales y culturales que contribuyen al infradiagnóstico del TDAH en mujeres mayores.

Fortalezas y Resiliencia:

Si bien las mujeres mayores con TDAH enfrentan muchas dificultades, es crucial reconocer su fortaleza interior. Muchas personas con TDAH tienen talentos especiales que incluyen creatividad, intuición y capacidad de pensamiento no convencional. Las mujeres mayores con TDAH pueden utilizar estas habilidades y tener éxito en todas las facetas de su vida con el apoyo y las terapias adecuadas. Fomenta un punto de vista más imparcial y edificante sobre el TDAH en mujeres mayores al enfatizar sus habilidades y resiliencia.

Síntomas y desafíos comunes

Inatención:

Las personas con TDAH a menudo tienen dificultades con la falta de atención, que pueden manifestarse como problemas para mantener la concentración, distraerse fácilmente y tener problemas para organizarse y terminar el trabajo. Podrían olvidar regularmente hechos importantes, cometer errores casuales y tener dificultades para completar tareas o cumplir obligaciones. Su desempeño en el trabajo, la escuela y las relaciones personales puede verse afectado por estas dificultades.

Hiperactividad:

Aunque puede manifestarse de manera diferente en adultos que en niños, la hiperactividad es otro signo definitorio del TDAH. Los adultos pueden tener inquietud interior en lugar de inquietud física persistente, como sentirse irritados intelectualmente o tener un impulso persistente de permanecer activos. Además, pueden hablar demasiado, inquietarse o tener problemas para permanecer sentados durante un período prolongado de tiempo. Además de dificultar el descanso, la hiperactividad también puede provocar alteraciones del sueño y una sensación de inquietud en los entornos sociales.

Impulsividad:

La impulsividad es la incapacidad de contener el impulso de actuar sin pensar primero las cosas. Las personas con TDAH pueden interrumpir a los demás, hacer comentarios inapropiados en voz alta o tener dificultades para esperar su tiempo durante actividades o discusiones. Esta impulsividad puede resultar en relaciones problemáticas, decisiones precipitadas y actividades peligrosas sin tener en cuenta las repercusiones.

Desafíos con el funcionamiento ejecutivo:

El TDAH a menudo afecta el funcionamiento ejecutivo, que incluye habilidades como organización, gestión del tiempo, planificación y autocontrol. Establecer y cumplir objetivos, manejar plazos, priorizar actividades y mantener un ambiente ordenado son desafíos que pueden enfrentar las personas con TDAH. Estas dificultades pueden dificultar el cumplimiento de sus obligaciones con sus familias, sus trabajos y con ellos mismos.

Problemas de regulación emocional:

Las personas con TDAH pueden tener problemas para controlar sus emociones. Podrían tener dificultades para controlar el estrés y tener fuertes respuestas emocionales como ira o irritación abruptas. Esto puede provocar problemas de relación, arrebatos emocionales y una sensación general de sobrecarga. La baja autoestima y los sentimientos de insuficiencia también pueden ser causados por una desregulación emocional.

El TDAH puede afectar las habilidades sociales y las interacciones interpersonales. Deficiencias en las habilidades sociales. Las personas pueden tener problemas para continuar las discusiones, escuchar atentamente y leer las señales sociales. Podrían ser propensos a interrumpir a los demás, tener problemas para esperar su momento o tener problemas para apreciar y reconocer los límites personales. Estos problemas pueden causar malentendidos, aislamiento social y problemas para hacer y mantener amigos y conexiones amorosas.

El TDAH puede tener una influencia negativa importante en el rendimiento tanto académico como profesional.

El bajo rendimiento académico no cumplió con los plazos y la menor productividad en el trabajo puede deberse a problemas de atención, organización y gestión del tiempo. En comparación con sus homólogos, las personas con TDAH pueden tener dificultades para satisfacer las expectativas, cambiar de trabajo con frecuencia y sentirse menos satisfechas en el trabajo.

Salud mental y bienestar emocional:

Tener TDAH puede dañar el bienestar emocional de una persona. La ansiedad, la desesperación y la baja autoestima son posibles efectos secundarios de los problemas y frustraciones del TDAH. Los desafíos emocionales también pueden empeorar por las mayores tasas de comorbilidad entre el TDAH y otras enfermedades de salud mental, como la ansiedad y la depresión.

Es esencial tener una comprensión profunda de estos síntomas y dificultades típicos del TDAH para brindar la asistencia y las soluciones adecuadas. Las personas con TDAH pueden controlar sus síntomas, mejorar su funcionamiento general y mejorar su calidad de vida al abordar estas dificultades.

Gestión y organización del tiempo.

Éstas son dos áreas en las que las personas con TDAH suelen tener problemas. Podrían tener dificultades con la estimación del tiempo, la priorización del trabajo y el cumplimiento del cronograma. Esto puede resultar en tardanzas regulares, citas perdidas y una percepción de estar sobrecargado de trabajo.

Problemas de olvido y memoria: El TDAH suele ir acompañado de problemas de memoria y olvidos. Las personas pueden olvidar cosas como fechas límite, citas o dónde colocaron las cosas. También podrían tener problemas para recordar detalles o seguir instrucciones complicadas. Estos problemas de memoria pueden dificultar la realización de tareas habituales, lo que puede provocar irritación y dudas.

Deterioro de las habilidades de conducción: El TDAH puede afectar la capacidad de conducir y aumentar el riesgo de accidentes. Las personas con TDAH pueden tener problemas para mantenerse concentradas, se distraen fácilmente y se comportan impulsivamente, lo que puede resultar en malas decisiones al conducir. Las personas con TDAH deben tomar las medidas de seguridad adecuadas, como capacitarse como

conductores y utilizar técnicas para aumentar la atención y el control de los impulsos al conducir.

Cuestiones de gestión financiera:

Las personas con TDAH pueden tener problemas para administrar su dinero de manera eficiente. Podrían tener problemas con la elaboración de presupuestos, con los pagos puntuales de sus facturas y con el seguimiento de sus gastos. El estrés y la volatilidad de la situación financiera pueden deberse a patrones de gasto impulsivos y problemas con la planificación financiera a largo plazo.

Problemas de pareja:

Los síntomas del TDAH pueden afectar negativamente las amistades, las parejas románticas y las interacciones familiares. La comunicación puede verse obstaculizada por la falta de atención, la impulsividad y la desregulación emocional, lo que puede dar lugar a malentendidos y disputas. La calidad de las relaciones de una persona puede verse afectada como resultado de su incapacidad para escuchar atentamente, cumplir su palabra o brindar apoyo constante.

Procrastinación y dificultad para iniciar trabajos:

Muchas personas con TDAH tienen muchas dificultades para iniciar trabajos o proyectos. Debido a problemas de motivación, planificación y temor al fracaso, podrían posponer o posponer las tareas iniciales. Esto puede resultar en más estrés, incumplimiento de plazos y una sensación de fracaso.

TDAH y problemas de sueño:

El TDAH y los problemas del sueño suelen estar relacionados. Las personas pueden tener dificultades para mantener patrones de sueño regulares, tener problemas para conciliar el sueño o tener un sueño inquieto o interrumpido. Estos problemas de sueño pueden empeorar los síntomas del TDAH a lo largo del día, afectando la salud general y la capacidad cognitiva.

Consideraciones específicas de género

Reconocer la presentación individualizada de los síntomas:

Las mujeres y los hombres experimentan los síntomas del TDAH de manera diferente. En lugar de la hiperactividad más manifiesta que a menudo se asocia con el TDAH en niños y hombres más jóvenes, las mujeres mayores con TDAH pueden tener síntomas más internalizantes, como falta de atención, desorganización y desregulación emocional. Para facilitar un diagnóstico adecuado y un tratamiento adecuado, los proveedores de atención médica deben ser conscientes de estas disparidades de género en la presentación de los síntomas.

Efectos hormonales:

Los síntomas del TDAH pueden verse afectados por los cambios hormonales que ocurren a lo largo de la vida de una mujer, incluidos los que ocurren durante la pubertad, la menstruación, el embarazo y la menopausia. Por ejemplo, los cambios hormonales podrían empeorar los problemas con la función cognitiva y el manejo emocional. Al evaluar y tratar los síntomas del TDAH en mujeres mayores, los profesionales de la salud deben tener en cuenta estos impactos hormonales, ya que pueden tener un impacto en las opciones y enfoques de tratamiento.

Comorbilidad con trastornos relacionados con hormonas:

Es más probable que el trastorno disfórico premenstrual (TDPM), los síntomas premenopáusicos/menopáusicos y otros trastornos relacionados con las hormonas coexistan en mujeres mayores con TDAH. Estos problemas pueden empeorar los efectos del TDAH y hacer que le resulte más difícil realizar sus actividades cotidianas. Para detectar y tratar estas comorbilidades, los profesionales sanitarios deben realizar un examen exhaustivo, ofreciendo un tratamiento integrado tanto para las enfermedades relacionadas con las hormonas como para el TDAH.

Sensibilidad a la medicación:

Cuando se trata de controlar la medicación para el TDAH, las mujeres mayores pueden necesitar atención especial. Es importante considerar variables que incluyen cambios hormonales, metabolismo y posibles interacciones farmacológicas. Para garantizar los mejores resultados posibles del tratamiento y reducir cualquier posible efecto adverso, pueden ser necesarias modificaciones de la dosis u otras opciones farmacéuticas.

Obstáculos asociados con las etapas y transiciones de la vida:

Las mujeres mayores con TDAH pueden tener obstáculos particulares relacionados con las etapas de su vida, como jubilarse, el síndrome del nido vacío o afrontar problemas de salud relacionados con el envejecimiento. Estos cambios pueden afectar sus síntomas de TDAH y necesitan más ayuda. Para diseñar soluciones que satisfagan los requisitos y situaciones únicos de las mujeres mayores, los proveedores de atención médica deben tener en cuenta estos problemas de las etapas de la vida.

Terapia y Apoyo Psicosocial: La

terapia y el apoyo psicosocial son componentes esenciales del tratamiento del TDAH en mujeres mayores. La psicoeducación, la terapia y los grupos de apoyo pueden proporcionar un entorno seguro para intercambiar experiencias, mecanismos de afrontamiento y apoyo emocional. Además, el asesoramiento que enfatice la gestión del tiempo, el control emocional y las capacidades organizativas puede ayudar a las mujeres mayores a controlar sus síntomas de TDAH y mejorar su bienestar general.

Cuidando la Identidad y la Autoestima:

Muchas mujeres mayores con TDAH pueden haber pasado gran parte de su vida sin recibir un diagnóstico o explicación de sus síntomas. Un diagnóstico tardío puede provocar sentimientos encontrados, como alivio y tristeza por las posibilidades perdidas. Los profesionales de la salud deben abordar las preocupaciones sobre la autoestima, ayudar a los pacientes a replantear sus experiencias y alentarlos a formar identidades y conceptos positivos de sí mismos independientemente de su diagnóstico de TDAH.

Importancia del diagnóstico y la sensibilización

Es imposible sobreestimar el valor del diagnóstico y la educación en el manejo del TDAH en mujeres mayores. A continuación se destaca la importancia del diagnóstico y el conocimiento para brindar el apoyo adecuado:

Validar experiencias y brindar alivio: recibir un diagnóstico oficial de TDAH valida las dificultades que las mujeres mayores han enfrentado durante toda su vida. Explica cualquier problema que hayan podido tener en el trabajo, en sus relaciones o con su autoestima. Un diagnóstico puede resultar aliviador, ya que muestra que un problema del neurodesarrollo es el culpable de sus dificultades y no de sus fallos. De esta afirmación depende el desarrollo de la autoaceptación y la comprensión.

Acceso al tratamiento y apoyo adecuados:

Un diagnóstico de TDAH abre la puerta a la atención y asistencia adecuadas. Permite a los proveedores médicos crear terapias enfocadas que aborden los síntomas y dificultades únicos que enfrentan las mujeres mayores. Esto podría incluir una combinación de medicamentos, asesoramiento y ajustes en el estilo de vida. El manejo de los síntomas del TDAH puede mejorar considerablemente con el acceso a terapias basadas en evidencia, lo que resulta en un mejor funcionamiento y bienestar general.

Educación y autocomprensión:

Recibir un diagnóstico da como resultado un mayor nivel de conciencia y comprensión del TDAH. Brinda a las mujeres mayores la oportunidad de aprender más sobre la enfermedad, cómo afecta muchas facetas de su vida y los mecanismos para afrontar sus síntomas. Con esta información, las personas pueden comprender mejor sus fortalezas y debilidades, lo que les ayudará a tomar decisiones y tomar medidas proactivas para el autocuidado y la autogestión.

Identificación de Comorbilidades y Diagnóstico Diferencial:

Los trastornos de ansiedad, depresión y consumo de drogas suelen coexistir con el TDAH y otros problemas de salud mental. Para brindar un tratamiento completo, los profesionales de la salud pueden reconocer y controlar estas comorbilidades con la ayuda de un diagnóstico formal. Además, el diagnóstico permite un diagnóstico diferencial preciso, evitando que los síntomas se relacionen correctamente con otros trastornos que pueden presentarse de manera similar pero que necesitan modalidades terapéuticas distintas.

Sistemas de apoyo y autodefensa mejorados:

Un diagnóstico de TDAH brinda a las mujeres mayores la capacidad de defenderse y obtener la ayuda adecuada. Con esta información, las personas pueden expresar sus necesidades a sus seres queridos, sus empleadores y profesionales de la salud. Además, un diagnóstico podría facilitar el establecimiento de redes de apoyo, como unirse a grupos de apoyo específicos para el TDAH o asistir a tratamiento, donde las personas pueden conectarse con otras personas que atraviesan dificultades similares e intercambiar mecanismos de afrontamiento para prosperar.

Obtener un diagnóstico y aumentar la conciencia sobre el TDAH en mujeres mayores puede ayudar a eliminar el estigma asociado al trastorno. Podemos disipar mitos y avanzar en una comprensión más inclusiva de la neurodiversidad abordando abiertamente el TDAH e intercambiando experiencias. Una mayor comprensión del problema fomenta la empatía y la aceptación social, lo que permite a las mujeres mayores con TDAH vivir vidas satisfactorias libres de prejuicios y discriminación.

En conclusión, reconocer las comorbilidades, aumentar el conocimiento y la autocomprensión, fomentar el acceso a una terapia adecuada, reducir el estigma y validar las experiencias son aspectos importantes de la atención del TDAH en mujeres mayores. Podemos mejorar el bienestar y la calidad de vida de las mujeres mayores identificando y tratando el TDAH y asegurándonos de que tengan el apoyo que necesitan para prosperar.

Capítulo 2

Identificación de síntomas clave en mujeres mayores

Para un diagnóstico preciso y un tratamiento exitoso del TDAH en mujeres mayores, es esencial reconocer los síntomas importantes. Si bien a menudo se piensa que el TDAH es un trastorno infantil, también puede extenderse hasta la edad adulta y no diagnosticarse hasta mucho más tarde en la vida. En este capítulo se abordan en detalle los principales signos del TDAH en mujeres mayores, centrándose en una variedad de facetas de sus vidas.

Síntomas del TDAH relacionados con la edad:

Las mujeres mayores con este trastorno pueden enfrentar problemas cognitivos que afectan su funcionamiento diario. Estos signos incluyen dificultades para prestar atención y concentrarse, distraerse fácilmente, olvidos y problemas con las funciones ejecutivas, incluidas organizar, planificar y priorizar el trabajo. Estas dificultades cognitivas pueden aparecer en diversos contextos, incluido el lugar de trabajo, las tareas domésticas y las finanzas personales.

Desregulación emocional:

En las mujeres mayores con TDAH, la desregulación emocional es un síntoma frecuente. Pueden ser propensos a sufrir cambios de humor, tener dificultades para afrontar el estrés y sentir emociones poderosas e inesperadas. Los conflictos en las relaciones, la ansiedad elevada y las sensaciones abrumadoras pueden atribuirse a la desregulación emocional. Estas dificultades emocionales deben evaluarse y tratarse como parte de la atención del TDAH.

Impulsividad y conductas de riesgo:

Otro signo distintivo del TDAH es la impulsividad. Las mujeres mayores que son impulsivas pueden tomar decisiones precipitadas, involucrarse en actividades peligrosas sin pensar en las implicaciones y tener dificultades para controlar sus impulsos instantáneos. Estas acciones pueden tener efectos perjudiciales en la seguridad personal, las relaciones y la situación financiera.

Problemas de organización y gestión del tiempo: las mujeres mayores con TDAH suelen tener problemas de organización y gestión del tiempo. Podrían tener dificultades para gestionar los plazos, mantener las cosas organizadas y recordar las citas. Estas dificultades pueden dificultar el cumplimiento de sus obligaciones, aumentar sus niveles de estrés y hacerles sentir sobrecargados.

Relaciones y problemas sociales: El

TDAH puede afectar las interacciones sociales e interpersonales.

efectos en las mujeres de edad avanzada. Podrían tener dificultades para continuar las discusiones, escuchar atentamente y captar señales sociales. Los malentendidos, las disputas y las relaciones tensas pueden ser provocados por la impulsividad y la desregulación emocional. Es crucial reconocer estos problemas para proporcionar terapias enfocadas y mejorar el funcionamiento social.

Los síntomas del TDAH pueden tener una influencia negativa importante en el rendimiento académico y vocacional de las mujeres mayores. Los problemas de atención, organización y gestión del tiempo pueden provocar resultados laborales deficientes, incumplimiento de plazos y dificultades en los esfuerzos académicos. Cuidar estas deficiencias es esencial para promover el éxito en el ámbito académico y profesional.

Autoestima y Salud Mental: La

autoestima y la salud mental de las mujeres mayores pueden verse afectadas como resultado de vivir con TDAH no diagnosticado o diagnosticado incorrectamente. Podrían haber pasado toda su vida luchando contra los síntomas sin ser conscientes del problema subyacente. De esto pueden surgir sentimientos de insuficiencia, molestia e incluso melancolía y preocupación. Para aumentar la autoestima y el bienestar general, es fundamental abordar estos factores psicológicos y brindar asistencia.

Los profesionales de la salud pueden realizar evaluaciones completas y proporcionar diagnósticos precisos de TDAH al ser conscientes de estos signos cruciales en las mujeres mayores. Para crear tratamientos especializados y métodos de apoyo, es fundamental reconocer los efectos de estos síntomas en muchas esferas de la vida. Podemos mejorar la calidad de vida y garantizar que las mujeres mayores con TDAH obtengan la ayuda que necesitan para controlar adecuadamente sus síntomas atendiendo a sus necesidades específicas.

Desorganización crónica y desorden:

La desorganización crónica y el desorden son problemas comunes entre las mujeres mayores con TDAH. Podrían tener dificultades para organizar y ordenar sus posesiones, creando una atmósfera abarrotada y desordenada. Debido a este desorden, encontrar bienes esenciales puede resultar difícil, lo que también puede provocar un aumento del estrés y tener un efecto perjudicial sobre el bienestar general. Las técnicas de organización y ordenamiento pueden mejorar en gran medida el funcionamiento cotidiano y disminuir la sensación de sobrecarga.

Sensibilidad a la sobreestimulación:

Las mujeres mayores con TDAH pueden ser más susceptibles a la sobreestimulación ambiental. Cuando se exponen a estimulación sensorial como luces fuertes y brillantes o áreas concurridas, pueden sentirse abrumados rápidamente. Esta sensibilidad puede causar niveles más altos de estrés, mayor distracción y problemas para concentrarse. Para las mujeres mayores con TDAH, reconocer y controlar la sobreestimulación puede ayudar a establecer una atmósfera más acogedora y de apoyo.

Deterioro de la percepción del tiempo y problemas de puntualidad:

Las mujeres mayores con TDAH pueden tener problemas para percibir el tiempo, lo que les dificulta estimar la cantidad de tiempo que ha pasado. Esto puede resultar en problemas para mantener las citas o reuniones a tiempo, como llegar tarde regularmente. Pueden juzgar mal cuánto tiempo tomarían las tareas domésticas o quedar absortos en actividades, lo que les hará perder la noción del tiempo. El trabajo, las responsabilidades sociales y las obligaciones personales son sólo algunos de los aspectos de la vida que pueden verse afectados por estos problemas de percepción del tiempo.

Identificar las diferencias entre el TDAH y otras afecciones

Para diagnosticar y comprender correctamente el TDAH en mujeres mayores, es fundamental distinguirlo de otras enfermedades. Si bien los síntomas de ciertas enfermedades pueden ser compartidos por otras personas, es importante comprender qué hace que el TDAH sea diferente.

Veamos los elementos que diferencian al TDAH de otros trastornos.

Cambios cognitivos relacionados con la edad versus TDAH:

Las alteraciones cognitivas son una parte normal del envejecimiento. Es típico que las personas mayores a veces olviden cosas o absorban información más lentamente. Sin embargo, los signos del TDAH van más allá del proceso normal de envejecimiento. El TDAH se manifiesta como problemas crónicos de atención, planificación e impulsividad que tienen un gran efecto en el funcionamiento cotidiano y no sólo están relacionados con el envejecimiento.

Demencia versus TDAH

La enfermedad de Alzheimer y otras demencias afectan la memoria, la cognición y el comportamiento. Se pueden observar problemas de memoria tanto en el TDAH como en la demencia, pero la principal distinción es que los síntomas del TDAH son crónicos y persistentes a lo largo de la vida. A diferencia de la demencia, los síntomas del

TDAH suelen comenzar en la infancia y durar el resto de la vida de la persona.

Ansiedad o depresión vs TDAH

La depresión y la ansiedad a menudo coexisten con el TDAH y pueden empeorar los síntomas relacionados, incluidos los problemas de atención y concentración. Para diferenciar el TDAH, hay que tener en cuenta el principal motivo subyacente de estos síntomas. A diferencia de la ansiedad o la depresión, donde los problemas de concentración y la impulsividad suelen ser secundarios a problemas emocionales y psicológicos, los síntomas del TDAH y la impulsividad son causados por el propio trastorno del desarrollo neurológico.

Condiciones médicas o efectos secundarios de los medicamentos frente al TDAH

Algunas enfermedades médicas, como los problemas de tiroides o las interacciones medicamentosas negativas, pueden parecerse a los síntomas del TDAH. Es fundamental determinar si los síntomas del TDAH continúan sin estas influencias. Una evaluación completa que incluya un historial médico y exámenes físicos puede ayudar a encontrar cualquier problema médico subyacente que pueda estar causando los síntomas que se están notando.

Otros trastornos del neurodesarrollo y TDAH:

Es necesaria una evaluación cuidadosa de la presentación de los síntomas para distinguir el TDAH de otras enfermedades del desarrollo neurológico, como el trastorno del espectro autista (TEA). Mientras que el TDAH y el TEA pueden coexistir, el TEA se caracteriza por dificultades en la comunicación e interacción social, mientras que el TDAH se caracteriza en gran medida por problemas de atención, impulsividad y funcionamiento ejecutivo. El diagnóstico preciso y las terapias útiles son posibles gracias a la comprensión de los patrones individuales de síntomas.

Trastornos del sueño versus TDAH:

Los síntomas similares al TDAH pueden deberse a problemas del sueño, como la apnea del sueño o el insomnio, que afectan la atención y la función cognitiva. Sin embargo, el principal diferencial es la persistencia de los síntomas del TDAH fuera de los problemas relacionados con el sueño. Si los problemas de atención continúan después de dormir lo suficiente y recibir tratamiento para problemas subyacentes del sueño, es posible que haya TDAH.

Comparación del deterioro cognitivo leve (DCL) con el TDAH

Las anomalías cognitivas que van más allá de las asociadas con el envejecimiento normal pero que no llegan a la demencia se conocen como deterioro cognitivo leve. Pueden ocurrir problemas de memoria y concentración tanto en el deterioro cognitivo leve como en el TDAH, pero el TDAH se define por su naturaleza crónica y de por vida. Si bien el deterioro cognitivo leve está relacionado con el deterioro cognitivo relacionado con la edad, los síntomas del TDAH suelen aparecer por primera vez en la infancia.

Trastornos de la personalidad y TDAH:

Ciertos trastornos de la personalidad, como el trastorno límite de la personalidad, pueden incluir síntomas de impulsividad y desregulación emocional similares a los del TDAH. Sin embargo, las características de personalidad o los patrones de comportamiento recurrentes no son las únicas causas de los síntomas del TDAH. La principal característica distintiva de los síntomas del TDAH en todos los entornos y a lo largo de la vida de una persona es la persistencia y la omnipresencia.

TDAH con adicción a drogas o alcohol:

Los problemas de atención, la impulsividad y los cambios de comportamiento que reflejan los síntomas del TDAH pueden ser provocados por el abuso de sustancias o la adicción. Es crucial determinar si existe un diagnóstico de TDAH o si estos síntomas son consecuencia del abuso de drogas además de otras afecciones. Para obtener un diagnóstico preciso y elegir el mejor tratamiento, es fundamental evaluar si los síntomas del TDAH existían antes del inicio del consumo de drogas.

Los proveedores de atención médica pueden garantizar la correcta identificación y comprensión del TDAH en mujeres mayores estudiando cuidadosamente las características únicas del trastorno y considerando el diagnóstico diferencial de otras enfermedades. Esta evaluación exhaustiva facilita la prestación de terapias personalizadas y apoyo para los problemas particulares de esta población relacionados con el TDAH.

TDAH o trastorno bipolar

La impulsividad, la distracción y los cambios de humor son síntomas comunes de la enfermedad bipolar y pueden tener ciertas características del TDAH. Los cambios de humor son más dramáticos y distintos en el trastorno bipolar y, a menudo, vienen con momentos de humor elevado o bajo. Es necesario examinar la aparición de episodios del estado de ánimo y sus efectos sobre la atención y el comportamiento para distinguir entre el TDAH y la enfermedad bipolar.

Trastorno de estrés postraumático (TEPT) y TDAH

Al igual que ciertos síntomas del TDAH, las personas con trastorno de estrés postraumático pueden tener problemas para concentrarse, prestar atención y regular su nivel de hiperactividad. Pero lo que los distingue es cuál es la fuente subyacente de estos síntomas. Si bien los problemas de atención son a menudo una reacción a eventos estresantes en el PTSD, en el TDAH son predominantemente de desarrollo neurológico. El diagnóstico preciso se ve favorecido por el conocimiento del contexto y los factores desencadenantes de los problemas relacionados con la atención.

Trastorno obsesivo-compulsivo (TOC) y TDAH

Tanto los pensamientos intrusivos como las actividades repetidas son síntomas del trastorno obsesivo-compulsivo (TOC). Si bien los problemas de concentración y concentración pueden ser un signo tanto de TDAH como de TOC, estos síntomas tienen diferentes causas subyacentes. En el TOC, los problemas de atención se centran principalmente en pensamientos obsesivos y rutinas compulsivas, mientras que en el TDAH los problemas de atención son generales y no están relacionados con ninguna obsesión o compulsión en particular.

Síndrome de fatiga crónica (SFC) con TDAH:

Una enfermedad complicada llamada síndrome de fatiga crónica se caracteriza por cansancio y fatiga persistente que no desaparece con el descanso. Los problemas de confusión provocados por la fatiga pueden ser comparables a los observados en el TDAH. Sin embargo, en el SFC el cansancio es la principal causa de deterioro cognitivo, mientras que en el TDAH los problemas de atención existen independientemente del grado de agotamiento.

Cambios sensoriales relacionados con la edad versus TDAH:

Las alteraciones sensoriales que resultan del envejecimiento pueden tener un impacto en la percepción y la atención. Estas alteraciones pueden parecerse a los síntomas del TDAH, incluida la dificultad para concentrarse y la sobrecarga sensorial. A diferencia del TDAH, los cambios sensoriales relacionados con la edad a menudo se deben a cambios fisiológicos en el procesamiento sensorial más que a variaciones en el desarrollo neurológico. La distinción precisa se ve facilitada por la evaluación del vínculo temporal entre las alteraciones sensoriales y la aparición de síntomas parecidos al TDAH.

Los profesionales de la salud pueden reconocer y comprender correctamente el TDAH en mujeres mayores evaluando cuidadosamente las características y patrones específicos relacionados con el trastorno y teniendo en cuenta el diagnóstico diferencial de otros trastornos. Esta evaluación exhaustiva garantiza que se proporcionen las terapias y el apoyo adecuados, cada uno de los cuales atiende a las necesidades únicas de quienes padecen TDAH en la población.

Comprender los efectos del TDAH en las relaciones y la vida diaria

El TDAH afecta significativamente el funcionamiento de una persona en muchos niveles, incluida la vida cotidiana y las relaciones. Este capítulo examinará las amplias consecuencias del

TDAH en las actividades diarias y las relaciones sociales. Para diseñar estrategias y sistemas de apoyo exitosos, es esencial comprender sus efectos. Veamos los temas principales para comprender mejor las dificultades que encuentran las personas con TDAH en su vida cotidiana y en sus conexiones interpersonales.

Obstáculos de la vida diaria:

Pueden surgir obstáculos importantes como resultado del TDAH en la vida cotidiana. Los problemas de organización, gestión del tiempo y finalización del trabajo suelen ser el resultado de problemas de atención y concentración. Puede resultar difícil para las personas con TDAH priorizar sus tareas, concentrarse en ellas y cumplir con los plazos. Estos desafíos pueden provocar un mayor estrés, sentimientos de sobrecarga y una sensación de bajo rendimiento. Desarrollar formas de mejorar la productividad y el bienestar general requiere comprender cómo el TDAH afecta las actividades y obligaciones cotidianas.

Comunicaciones y Relaciones:

Tener TDAH puede tener un impacto significativo en las relaciones. Las relaciones interpersonales pueden verse tensas por las características del TDAH, que incluyen olvidos, impulsividad y problemas para escuchar o cumplir promesas. Estas dificultades pueden hacer que la pareja, los familiares y los amigos se sientan molestos, confundidos o molestos. Las fallas en la comunicación, las citas perdidas y el trabajo incompleto pueden generar estrés e ira. Comprender cómo el TDAH afecta las relaciones es crucial para promover la empatía, la comunicación abierta y la comprensión.

Control emocional y autoestima.

Con una mayor sensibilidad emocional y problemas para controlar sus emociones, las personas con TDAH a menudo tienen dificultades con la regulación emocional. Las relaciones pueden ser tensas y la autoestima puede verse gravemente afectada por los frecuentes cambios de humor, la irritabilidad y las respuestas apresuradas. Tanto las anomalías fisiológicas relacionadas con el TDAH como las presiones provocadas por las dificultades en la vida cotidiana pueden contribuir a estos problemas emocionales. Para el bienestar general y el mantenimiento de relaciones exitosas, es esencial desarrollar mecanismos de afrontamiento para gestionar las emociones y fomentar la autoestima.

Dinámica familiar y crianza de los hijos:

Las relaciones parentales y familiares pueden verse muy afectadas por el TDAH. Mantener rutinas, imponer una disciplina constante y gestionar las exigencias de la vida familiar puede generar problemas especiales para los padres con TDAH. A medida que superan sus dificultades de atención, conducta y aprendizaje, los niños con TDAH pueden necesitar ayuda y comprensión adicionales. Crear una atmósfera de amor y apoyo para todos los miembros de la familia depende de comprender cómo el TDAH afecta la crianza de los hijos y las relaciones familiares.

Rendimiento Académico y Trabajo:

El TDAH afecta tanto al lugar de trabajo como al aula. La falta de productividad, el bajo desempeño laboral y los problemas para administrar el tiempo son el resultado de problemas de atención, organización y administración del tiempo. Las personas con TDAH pueden tener dificultades para mantener la atención, cumplir con los plazos y gestionar muchos proyectos. La implementación de métodos, modificaciones y sistemas de apoyo que mejoren el rendimiento y reduzcan el estrés requiere comprender cómo el TDAH afecta el rendimiento laboral y académico.

El establecimiento de terapias enfocadas y redes de apoyo es posible al comprender los efectos sustanciales del TDAH en la vida cotidiana y las conexiones interpersonales. Las personas con TDAH pueden mejorar su calidad de vida y fortalecer sus relaciones al abordar las dificultades con las tareas cotidianas, la comunicación, el control emocional, la crianza de los hijos y las situaciones laborales o académicas. Los capítulos que siguen examinarán herramientas y técnicas útiles para navegar estos efectos.

Organizar y gestionar el tiempo:

La gestión eficaz del tiempo y el mantenimiento de los procesos organizativos son dos problemas importantes a los que se enfrentan las personas con TDAH. Esto podría provocar incumplimiento de plazos, sensación de desorden y problemas con la percepción del tiempo, la priorización y la secuenciación del trabajo. Desarrollar tácticas de gestión y organización del tiempo, como priorizar actividades, usar calendarios y recordatorios y dividir el trabajo en partes manejables, mejorará enormemente estas habilidades.

Administración Financiera:

El TDAH puede afectar la gestión presupuestaria y financiera. Los gastos impulsivos, los malos juicios financieros y los problemas para conservar el dinero pueden deberse a la impulsividad y a problemas con la planificación a largo plazo. Las personas con TDAH pueden crear buenos hábitos financieros y reducir el estrés financiero estableciendo sistemas financieros organizados, como pagos automatizados, utilizando software de elaboración de presupuestos y obteniendo asesoramiento financiero.

Bienestar y autocuidado:

Para las personas con TDAH, gestionar el autocuidado y mantener el bienestar general puede resultar difícil. La importancia de las rutinas de cuidado personal a veces puede verse eclipsada por las obligaciones y dificultades cotidianas que provoca el TDAH. La negligencia en el cuidado personal puede provocar un aumento del estrés, el agotamiento y una disminución del bienestar general. Las prácticas de autocuidado, los ejercicios de atención plena, la actividad física y centrarse en un sueño profundo son esenciales para controlar el TDAH y promover la salud y la felicidad en general.

Interacciones entre pares y relaciones sociales:

Las interacciones sociales y las interacciones con pares pueden verse afectadas por el TDAH. Las barreras en situaciones sociales pueden deberse a problemas con el control de los impulsos, interrumpir a los demás y escuchar atentamente. Las personas con TDAH pueden tener dificultades para entablar amistades, sentirse incomprendidas o desarrollar ansiedad social. Las personas con TDAH pueden construir y mantener interacciones sociales significativas aprendiendo habilidades sociales, practicando la escucha activa y buscando ayuda de compañeros comprensivos o grupos de apoyo.

Reducción de estrés:

Para quienes padecen TDAH, el manejo del estrés es esencial, ya que las expectativas y dificultades provocadas por la enfermedad pueden ser abrumadoras. El estrés puede intensificar los síntomas del TDAH, haciendo más difícil prestar atención, concentrarse y controlar las emociones. Las personas con TDAH pueden controlar con éxito el estrés y conservar una sensación de equilibrio poniendo en práctica estrategias de control del estrés, como ejercicios de respiración profunda, ejercicios de atención plena, participando en pasatiempos o actividades relajantes y obteniendo ayuda de terapeutas o consejeros.

Relaciones románticas e intimidad:

El TDAH puede tener un impacto en la intimidad y las relaciones románticas, trayendo consigo posibilidades y problemas especiales. La comunicación, la conexión emocional y la felicidad en las relaciones pueden verse afectadas por problemas de atención, impulsividad y control emocional. Pero las personas con TDAH también pueden ser apasionadas, impulsivas y creativas en sus relaciones. Las parejas pueden superar estas dificultades y construir relaciones sólidas y satisfactorias si son conscientes de cómo el TDAH afecta la intimidad, mantienen una comunicación abierta y acuden a terapia de pareja.

Establecer y alcanzar objetivos:

Tener TDAH puede dificultar el establecimiento y la consecución de objetivos. Los objetivos a largo plazo pueden verse obstaculizados por la impulsividad, la distracción y los problemas para mantener la atención. Sin embargo, las personas con TDAH suelen tener un suministro interminable de energía, inventiva y necesidad de emoción. Las personas pueden maximizar su potencial y lograr avances significativos creando técnicas de establecimiento de objetivos que tengan en cuenta hitos a corto plazo, dividiendo las cosas en etapas más pequeñas y manejables y aprovechando las fortalezas del TDAH.

Comprender cómo el TDAH afecta las relaciones, el establecimiento de metas y el éxito permite a las personas crear planes, buscar ayuda y promover el desarrollo personal en estas áreas. Las personas con TDAH pueden tener relaciones amorosas satisfactorias, perseguir sus objetivos y lograr logros personales abordando problemas específicos y utilizando los aspectos positivos asociados con el trastorno.

Instrumentos y cuestionarios de autoevaluación.

Los instrumentos y cuestionarios de autoevaluación son recursos útiles para que las personas comprendan mejor sus experiencias y la sintomatología del TDAH. En este capítulo veremos numerosas técnicas de autoevaluación y cuestionarios destinados a evaluar el TDAH en mujeres mayores. Estos recursos pueden ayudar con la autorreflexión, mejorar la autoconciencia y servir como trampolín para obtener asesoramiento y asistencia de expertos. Exploremos los cuestionarios primarios y los instrumentos de evaluación utilizados en la evaluación del TDAH en mujeres mayores.

Escala de autoinforme del TDAH en adultos (ASRS):

Un instrumento de autoevaluación popular para personas con TDAH, especialmente mujeres mayores, es la ASRS. Comprende una serie de consultas destinadas a identificar síntomas relacionados con el TDAH. La escala examina muchas facetas del TDAH, incluida la impulsividad, la hiperactividad y la falta de atención, así como cómo los síntomas afectan el funcionamiento diario. Las personas pueden adquirir una comprensión básica de los síntomas del TDAH y determinar si necesitan más pruebas y ayuda al realizar la ASRS.

BADOS, o la escala de trastorno por déficit de atención de Brown

El BADDS es un cuestionario exhaustivo de autoinforme que evalúa varios aspectos del TDAH, incluida la gestión del tiempo, la organización, la memoria y la atención. Su objetivo es retratar las dificultades particulares que las personas con TDAH encuentran a diario. El BADDS puede proporcionar información importante sobre áreas particulares de dificultades que tienen las mujeres mayores con TDAH, ayudándoles a comprender cómo los síntomas afectan muchas facetas de su funcionamiento.

La CÁMARA (Escalas de calificación de TDAH en adultos de Conners):

El CARS es un instrumento de evaluación comúnmente utilizado para determinar los síntomas del TDAH en adultos y las limitaciones relacionadas. Comprende medidas de autoinforme que evalúan las muchas áreas del TDAH que se ven afectadas, como el funcionamiento ejecutivo, la falta de atención, la hiperactividad y la impulsividad. El CARS ofrece una evaluación exhaustiva de los síntomas del TDAH y los problemas relacionados, lo que facilita el reconocimiento y la comprensión de los problemas que enfrentan las mujeres mayores con TDAH.

Escala de calificación de Wender Utah

El WURS es un cuestionario auto retrospectivo que evalúa los síntomas y comportamientos del TDAH infantil. Aunque se creó para evaluar el TDAH de los niños, a las mujeres mayores les puede resultar útil reflexionar sobre sus propias experiencias y detectar síntomas probables del TDAH de inicio en la edad adulta. Las personas pueden aprender más sobre sus experiencias en la primera infancia y cómo esos síntomas pueden haber afectado su funcionamiento actual al completar la WURS.

Evaluaciones y medidas adicionales:

También se encuentran disponibles otros instrumentos de autoevaluación, incluida la Escala de calificación del TDAH en adultos de Barkley (BAARS), la Escala de síntomas actuales (CSS) y la Escala de calificación del TDAH-IV (ADHD-RS-IV). El uso de estas herramientas permite a las personas evaluar la presencia y los efectos del TDAH en su vida ofreciendo nuevos puntos de vista y conocimientos sobre los síntomas del trastorno.

ISRS (Escala de calificación de síntomas del investigador de TDAH en adultos):

El AISIS es una prueba autoinforme creada para evaluar la gravedad de los síntomas del TDAH en adultos. Aborda varias áreas donde se manifiesta el TDAH, como la falta de atención, la hiperactividad, la impulsividad y la desregulación emocional. La escala ofrece una medida cuantificable de la gravedad de los síntomas que puede usarse para monitorear los cambios a lo largo del tiempo y evaluar la eficacia de las terapias. También anima a las personas a reflexionar sobre sus experiencias.

Escala de funcionamiento ejecutivo (AES) para el TDAH:

La AES es una encuesta de autoinforme que se especializa en identificar problemas de funcionamiento ejecutivo relacionados con el TDAH. Evalúa habilidades en áreas que incluyen inicio de tareas, planificación, organización, gestión del tiempo y memoria de trabajo. Las personas pueden aprender más sobre cómo los problemas de la función ejecutiva afectan su desempeño diario al realizar la AES. También pueden identificar áreas que podrían necesitar ayuda e intervención especializada.

La MAAS (Escala de Concienciación Atención Mindfulness):

El MAAS es un cuestionario de autoinforme que evalúa los grados de atención plena y conciencia atencional, aunque no es específico para el TDAH. Las personas con TDAH a menudo tienen problemas para concentrarse y ser conscientes de su entorno. El MAS se puede utilizar para evaluar la capacidad de una persona para controlar la atención, mantener la atención y estar plenamente presente en sus actividades cotidianas. Aprender técnicas de atención plena puede ayudar a controlar los síntomas del TDAH y mejorar el bienestar general.

BADDS-18, la escala Brown ADD para adolescentes y adultos:

Una versión condensada de BADDS creada exclusivamente para adolescentes y adultos se llama BADDS-18. Evalúa las diversas áreas del TDAH que se ven afectadas, como la atención, la memoria, la organización y la gestión del tiempo, pero en un período de tiempo más corto. El BADDS-18 es un instrumento útil para la primera autoevaluación y detección, ya que puede proporcionar una descripción general rápida de los desafíos asociados con el TDAH.

Autoobservación y reflexión personal

La reflexión personal y la autoobservación, además de los instrumentos y cuestionarios oficiales de autoevaluación, son cruciales para comprender el TDAH. Tomarse un tiempo para pensar, hacer una crónica de sus experiencias y considerar las dificultades que enfrenta a diario le ayudará a comprender si los síntomas del TDAH están presentes o no y cómo le afectan. Las personas pueden comprender mejor sus experiencias particulares a través de este proceso de autorreflexión, que también fomenta la autodefensa para encontrar los recursos y remedios adecuados.

Las personas pueden analizar sus síntomas de TDAH y comprender mejor sus experiencias utilizando cuestionarios y herramientas de autoevaluación como punto de partida. Aunque las herramientas de autoevaluación pueden ser instructivas, sólo deben utilizarse como punto de partida; Se debe utilizar una evaluación profesional calificada para establecer un diagnóstico formal. Estas herramientas de autoevaluación podrían ser recursos útiles para las mujeres mayores a medida que inician su camino hacia la comprensión del TDAH y la búsqueda de tratamiento.

Las personas pueden aprender mucho sobre sus experiencias y síntomas asociados con el TDAH mediante el uso de métodos de autoevaluación. Estas herramientas brindan a las personas un marco bien organizado para la autorreflexión, impulsan la autoconciencia y les permiten participar activamente en su viaje con el TDAH. Si bien las herramientas de autoevaluación son útiles, se debe obtener un diagnóstico formal mediante un examen profesional para obtener un conocimiento profundo del TDAH e investigar las terapias y técnicas de apoyo más efectivas.

Capítulo 3

Encontrar un diagnóstico y asistencia profesional

Para quienes creen que pueden tener TDAH, hacerse un examen profesional es un primer paso importante. Aunque los instrumentos y cuestionarios de autoevaluación proporcionan datos esclarecedores, es necesario un diagnóstico formal por parte de un profesional de la salud autorizado. En este capítulo discutiremos la importancia de obtener una evaluación profesional para el TDAH en mujeres mayores. Veamos las razones principales por las que la evaluación de expertos es tan importante.

Diagnóstico correcto

El diagnóstico preciso del TDAH está garantizado por una evaluación profesional. Las herramientas de autoevaluación pueden servir como punto de partida para el autoanálisis, pero no son instrumentos de diagnóstico concluyentes. Un proveedor de atención médica con conocimientos sobre el TDAH puede realizar un examen exhaustivo, teniendo en cuenta el historial médico, los síntomas y cualquier posible enfermedad comórbida. Comprender las propias experiencias, obtener acceso a las terapias adecuadas y obtener el apoyo que uno necesita depende de un diagnóstico preciso.

Múltiples diagnósticos:

La evaluación profesional ayuda a separar el TDAH de otras enfermedades que podrían tener síntomas comparables. Los síntomas del TDAH pueden coexistir con los de otros problemas del desarrollo neurológico, problemas de salud mental, dolencias físicas o efectos adversos de los medicamentos. Para asegurarse de que los síntomas se atribuyen correctamente al TDAH y no se asignen erróneamente a otro trastorno, es esencial un diagnóstico diferencial preciso. Esta diferenciación permite enfoques y programas de terapia personalizados.

Disponibilidad de opciones de tratamiento:

Una variedad de opciones de terapia están disponibles después de un examen profesional. El uso de medicamentos, asesoramiento y cambios en el estilo de vida son sólo algunos ejemplos de terapias basadas en evidencia sobre las que los expertos en atención médica con experiencia en TDAH pueden recomendar. Según los requisitos y objetivos únicos de la persona, pueden crear regímenes de tratamiento personalizados. Tener acceso a los tratamientos adecuados puede mejorar enormemente el control de los síntomas, el funcionamiento diario y la calidad de vida en general.

Validación y comprensión

Obtener una opinión profesional ofrece información y afirmación. El TDAH no tratado puede hacer que muchas personas sufran durante años sin comprender completamente por qué tienen dificultades. Un diagnóstico formal de un experto médico con experiencia en TDAH puede verificar sus síntomas y brindarles una sensación de conocimiento y claridad. Ayuda a las personas a darse cuenta de que sus dificultades no son el resultado de defectos de carácter en sí mismos, sino más bien el resultado de un trastorno del desarrollo neurológico.

Soporte y asesoramiento:

El viaje con TDAH está guiado y respaldado por un examen profesional. Los profesionales de la salud pueden educar a los pacientes sobre el TDAH, cómo afecta la vida cotidiana y las técnicas de manejo de los síntomas. Además, si es necesario, pueden proporcionar seguimiento continuo, modificaciones de la terapia y derivaciones a otros profesionales o expertos de la salud. Tener un experto en atención médica a su lado puede ayudarlo a superar las dificultades del TDAH y encontrar los servicios adecuados.

Localizar un profesional médico capacitado o un experto

Para obtener un diagnóstico preciso, una terapia adecuada y apoyo continuo, es fundamental encontrar un profesional de la salud capacitado o un experto en TDAH. En este capítulo, analizaremos los métodos y factores a tener en cuenta al elegir el mejor proveedor de atención médica para diagnosticar y tratar a mujeres mayores con TDAH. Exploremos las ideas clave para guiarlo a través de esta fase crucial.

Solicite recomendaciones y referencias:

Empiece por pedir recomendaciones y referencias de fuentes confiables. Hable con su proveedor de atención primaria, un experto en salud mental o amigos y familiares que hayan tenido TDAH o trastornos similares. Es posible que puedan proporcionar referencias útiles para profesionales médicos o expertos que estén informados sobre las dificultades particulares que experimentan las mujeres mayores y que tengan experiencia con el TDAH.

Proveedores de investigación sanitaria.

Para descubrir más sobre posibles proveedores o expertos de atención médica, realice una investigación exhaustiva. Busque especialistas con experiencia en el tratamiento de personas mayores que se centren en el TDAH o problemas de desarrollo neurológico. Investigue sus historias, calificaciones, áreas de especialización y los tipos de pruebas y terapias que ofrecen. Los sitios web de organizaciones de atención médica, directorios profesionales y plataformas en línea pueden ser fuentes de información útiles.

Piense en métodos multidisciplinarios:

Para un examen y tratamiento exhaustivos del TDAH, suele ser necesario un enfoque multidisciplinario. Busque profesionales médicos o especialistas que colaboren con un grupo de expertos, como entrenadores, terapeutas, psicólogos y psiquiatras. Con la ayuda de este enfoque cooperativo, es posible que se comprenda mejor el TDAH en general y que se disponga de una variedad de opciones de tratamiento para abordar sus múltiples manifestaciones.

Evaluación de experiencia y conocimientos:

Examinar las calificaciones y experiencia de posibles expertos o profesionales sanitarios. Busque expertos que tengan experiencia en el trato con mujeres mayores y que comprendan a fondo las dificultades únicas que enfrenta esta comunidad. Piense en sus años de experiencia, cualquier formación o certificado especializado relacionado con el TDAH y su participación en organizaciones profesionales o de investigación.

Horario de Consultas Iniciales:

Para determinar si un posible médico o especialista es adecuado para sus necesidades y su situación, programe reuniones iniciales con ellos. Utilice estas sesiones para analizar su filosofía de atención, cómo evalúan y tratan el TDAH y cómo manejan la afección en mujeres mayores. Preste mucha atención a su forma de hablar, su apertura a sus problemas y su capacidad para escuchar.

Investigar la cobertura y el costo del seguro:

Piense en los factores prácticos para acceder a la atención médica, como la disponibilidad y el costo del seguro. Verifique si el médico u otro profesional médico acepta su seguro o tiene otras opciones de pago. Pregunte sobre tarifas de escala móvil, planes de pago u otras organizaciones que podrían ayudar con asistencia financiera para la evaluación y el tratamiento del TDAH si el costo es un problema.

Abrace sus instintos:

Presta atención a tus instintos y la cantidad de comodidad y confianza que tiene con un posible médico o experto. Una relación terapéutica eficaz depende del desarrollo de una relación sólida y de que ambas partes se sientan escuchadas y comprendidas. Podría valer la pena buscar opciones si tiene inquietudes o experimenta molestias durante la primera sesión para encontrar un médico con quien se sienta realmente cómodo.

Encontrar un profesional sanitario experto en TDAH es un primer paso crucial para controlar la enfermedad en mujeres mayores. Considere una estrategia multidisciplinaria, solicite referencias y sugerencias, realice una investigación exhaustiva, programe las primeras visitas, evalúe la experiencia y las habilidades, considere la cobertura y el costo del seguro y siga sus instintos. Si sigue estos procedimientos, podrá encontrar un experto médico que esté familiarizado con las dificultades particulares que enfrentan las mujeres mayores con TDAH y que pueda brindarle la asistencia, dirección y terapia que necesita para transitar su viaje hacia el TDAH.

Criterios de evaluación y estándares de diagnóstico.

Para un diagnóstico preciso y una comprensión profunda de las experiencias de la persona, es fundamental seguir los criterios de diagnóstico y el procedimiento de evaluación del TDAH en mujeres mayores. En este capítulo se tratarán los criterios de diagnóstico, el procedimiento de evaluación y los factores importantes a tener en cuenta al evaluar el TDAH en mujeres mayores. Para arrojar luz sobre este importante tema, examinemos los elementos esenciales con más detalle.

Estándares de diagnóstico del TDAH:

El Manual Diagnóstico y Estadístico de los Trastornos Mentales (DSM-5) publicado por la Asociación Estadounidense de Psiquiatría enumera los estándares de diagnóstico para el TDAH. Para que una persona sea diagnosticada con TDAH, debe tener un patrón regular de falta de atención, hiperactividad y/o impulsividad que sea desadaptativo y no esté en sintonía con su etapa de desarrollo. Los síntomas deben ser perceptibles en una variedad de contextos y contribuir significativamente al deterioro o al sufrimiento.

Mujeres mayores: consideraciones especiales

Hay ciertas cosas a tener en cuenta al diagnosticar el TDAH en mujeres mayores. Los síntomas del TDAH pueden haberse manifestado de manera diferente cuando era niño y la hiperactividad puede disminuir en la edad adulta. Los cambios hormonales relacionados con la menopausia pueden afectar la forma en que se expresan los síntomas, agravando los cambios de humor y los problemas cognitivos. Además, las mujeres mayores pueden haber adquirido habilidades de afrontamiento para encubrir o compensar sus síntomas de TDAH.

Método de evaluación:

Las siguientes etapas se incluyen habitualmente en el procedimiento de evaluación del TDAH:

a. Evaluación inicial:

El profesional de la salud realiza una evaluación inicial que incluye realizar un historial médico completo, repasar la sintomatología y repasar las preocupaciones y dificultades de la persona con el TDAH.

b. El profesional sanitario evalúa la existencia y gravedad de los síntomas del TDAH utilizando instrumentos de evaluación aprobados, cuestionarios de autoinforme y entrevistas. ASRS, BADDS, CARAS y otras métricas pertinentes son algunos ejemplos de estos instrumentos.

C. Diagnóstico diferencial:

El médico considera otros diagnósticos, como enfermedades físicas, problemas de salud mental o efectos secundarios farmacéuticos, como razones probables de los síntomas informados. Para excluir otros trastornos que pueden parecerse o coexistir con el TDAH, es fundamental realizar un diagnóstico diferencial.

d. Colaboración:

Para un examen completo, es posible que sea necesario trabajar con otros especialistas médicos, incluidos psicólogos, médicos psiquiatras y neuropsicólogos. Estos expertos pueden proporcionar más información sobre salud mental, salud emocional y posibles enfermedades coexistentes.

mi. comentarios y discusión:

El experto médico analiza el diagnóstico, explica cómo los síntomas se ajustan a los criterios de diagnóstico del TDAH y ofrece comentarios sobre los hallazgos de la evaluación. Se abordan todas las consultas o inquietudes y se cubren diversos tratamientos, así como técnicas de manejo de síntomas.

f.Longitudinal Punto de vista

A menudo es necesario evaluar el TDAH en mujeres mayores desde una perspectiva longitudinal, teniendo en cuenta la historia del desarrollo de la persona, los cambios en la presentación de los síntomas a lo largo del tiempo y los efectos del envejecimiento. Este punto de vista más amplio facilita que los expertos médicos distinguen entre los síntomas del TDAH que han existido desde la infancia y los que podrían haberse desarrollado en la edad adulta como resultado de otras variables.

g.Cultural Conciencia:

En el proceso de evaluación, la conciencia cultural es esencial. Los profesionales de la salud deben conocer las variaciones culturales en la presentación de los síntomas, el efecto de las normas culturales en las conductas de búsqueda de ayuda y el posible impacto de las influencias culturales en la experiencia individual de los síntomas del TDAH. El procedimiento de evaluación es inclusivo, educado y tiene en cuenta los antecedentes culturales de la persona cuando se utiliza un enfoque culturalmente sensible.

Para un diagnóstico preciso y una comprensión profunda de las experiencias de la persona, es fundamental seguir los criterios de diagnóstico y el procedimiento de evaluación del TDAH en mujeres mayores. Los profesionales de la salud pueden garantizar un examen exhaustivo y un diagnóstico preciso teniendo en cuenta los criterios de diagnóstico únicos, consideraciones adicionales para las mujeres mayores, adhiriéndose a un método de evaluación sistemático, adoptando un punto de vista longitudinal y conservando la sensibilidad cultural. Este conocimiento constituye la base para crear regímenes de tratamiento individualizados y medidas de apoyo adaptadas a las necesidades particulares de las mujeres mayores con TDAH.

Evaluaciones en psicología y neuropsicología

Al evaluar a mujeres mayores para detectar TDAH, las evaluaciones psicológicas y neuropsicológicas son muy importantes. Estas evaluaciones brindan una visión profunda del desempeño cognitivo, la salud emocional y los efectos del TDAH de una persona en diferentes facetas de su vida. Este capítulo discutirá el valor de los exámenes psicológicos y neuropsicológicos, así como las pruebas particulares necesarias para diagnosticar el TDAH en mujeres mayores. Para arrojar luz sobre esta característica crucial, examinemos los aspectos importantes con más detalle.

Las evaluaciones psicológicas y neuropsicológicas son cruciales.

Las evaluaciones psicológicas y neuropsicológicas brindan información importante sobre las habilidades cognitivas, el funcionamiento emocional y cómo el TDAH afecta la vida cotidiana de una persona. Estas evaluaciones ayudan a los médicos a obtener una comprensión profunda de las ventajas, desventajas y dificultades particulares relacionadas con el TDAH de una persona. Ayudan a crear programas de tratamiento individualizados, detectar posibles enfermedades concurrentes y ofrecer técnicas de apoyo adecuadas.

Evaluaciones cognitivas:

Las evaluaciones cognitivas examinan las numerosas áreas del rendimiento cognitivo en las que el TDAH tiene un impacto. En estas evaluaciones se podrán incluir pruebas que evalúen las funciones ejecutivas (incluidas la organización, la planificación y la resolución de problemas), así como la capacidad intelectual general. Las evaluaciones cognitivas proporcionan conocimiento imparcial sobre las fortalezas y limitaciones cognitivas de una persona, lo que permite tratamientos y ajustes que se adaptan a su perfil cognitivo único.

Evaluaciones de salud emocional y conductual.

Comprender cómo el TDAH afecta la salud mental y el bienestar de una persona depende de las evaluaciones del funcionamiento emocional y conductual. Para evaluar la regulación emocional, el estado de ánimo, la ansiedad, los niveles de estrés y los problemas de comportamiento, estos exámenes pueden incluir cuestionarios de autoinforme, entrevistas y medidas de observación. La evaluación del funcionamiento emocional y conductual ayuda en la detección de trastornos comórbidos como depresión o ansiedad y guía la selección de terapia tanto para el TDAH como para la salud emocional.

Pruebas de funcionamiento adaptativo

Las evaluaciones del funcionamiento adaptativo analizan la capacidad de una persona para manejar las tareas y obligaciones cotidianas por sí sola. En estas pruebas se evalúan las habilidades de autocuidado, gestión del tiempo, organización, resolución de problemas e interacción social. Los proveedores de atención médica pueden identificar áreas donde los pacientes pueden necesitar asistencia, modificaciones o tratamientos de desarrollo de habilidades para mejorar el funcionamiento general y la independencia midiendo el funcionamiento adaptativo.

Evaluaciones Neuropsicológicas

El objetivo principal de las evaluaciones neuropsicológicas es determinar cómo el cerebro afecta el comportamiento. Estas pruebas cubren en profundidad diversos procesos cognitivos, como la atención, la memoria, el lenguaje, las funciones ejecutivas y las capacidades sensoriomotoras. En los exámenes neuropsicológicos se utilizan una variedad de pruebas y ejercicios para diagnosticar deterioros cognitivos particulares, cuantificar las fortalezas y debilidades cognitivas y guiar terapias destinadas a mejorar el funcionamiento cognitivo.

Seguimiento y Monitoreo Continuo:

Las valoraciones que realizan los psicólogos y neuropsicólogos no sólo se realizan en el primer examen. Los profesionales de la salud pueden observar los cambios a lo largo del tiempo, evaluar la eficacia de los tratamientos y realizar las modificaciones necesarias con la ayuda de un monitoreo continuo y evaluaciones de seguimiento. Las evaluaciones periódicas brindan información valiosa sobre el desarrollo del paciente y apoyan al equipo de atención médica a modificar los planes de tratamiento según sea necesario.

El enfoque de detección del TDAH en mujeres mayores debe incluir evaluaciones tanto psicológicas como neuropsicológicas. Estas evaluaciones proporcionan un conocimiento profundo de cómo el TDAH afecta el rendimiento cognitivo, la salud emocional y las capacidades de adaptación. Los profesionales de la salud pueden crear planes de tratamiento individualizados, detectar enfermedades coexistentes y brindar el apoyo y las terapias adecuadas mediante el uso de evaluaciones cognitivas, emocionales, conductuales y adaptativas. Para obtener los mejores resultados, la evaluación continua y el reajuste de los procedimientos de tratamiento se garantiza mediante controles de rutina y exámenes de seguimiento.

Capítulo 4:

Manejo de la medicación para el TDAH

Medicamentos comunes para el TDAH en mujeres mayores

En las mujeres mayores con TDAH, los medicamentos pueden ayudar a controlar los síntomas y mejorar el funcionamiento diario. En este capítulo brindaremos una descripción general de los medicamentos que se usan a menudo para tratar el TDAH en mujeres mayores. Es fundamental recordar que la selección de medicamentos debe realizarse en cooperación con un profesional de la salud capacitado que pueda tener en cuenta circunstancias únicas y modificar el plan de tratamiento según sea necesario. Veamos las principales categorías de medicamentos para el TDAH y sus ventajas.

Drogas que son estimulantes:

Para las mujeres mayores con TDAH, los medicamentos estimulantes suelen ser la principal línea de tratamiento. Funcionan elevando las concentraciones de ciertos neurotransmisores en el cerebro, lo que mejora la concentración, la concentración y el control de los impulsos. Los medicamentos estimulantes típicos recetados incluyen:

a. **Metilfenidato:** Los medicamentos a base de metilfenidato, incluidos Ritalin, Concerta y Daytrana, vienen en una variedad de formulaciones y mecanismos de liberación, lo que permite flexibilidad en la dosis y la duración de los efectos.

b. **Anfetamina:** Los medicamentos a base de anfetamina, incluidos Adderall y Vyvanse, también pueden ayudar a tratar los síntomas del TDAH en mujeres mayores. Estos medicamentos vienen en formulaciones de liberación rápida o retardada.

Los medicamentos estimulantes de acción rápida son bien conocidos por proporcionar un alivio instantáneo de los síntomas. Aunque a menudo se toleran bien, pueden tener efectos adversos que incluyen aumento del ritmo cardíaco, insomnio y reducción del apetito. Para descubrir el plan de tratamiento más eficaz y cómodo, es posible que sea necesario realizar un seguimiento frecuente y modificar la dosis.

Productos farmacéuticos no estimulantes:

Para las mujeres mayores que no toleran o deciden no usar drogas estimulantes, los medicamentos no estimulantes ofrecen una alternativa. A diferencia de los estimulantes, estos fármacos empiezan a hacer efecto más tarde y se dirigen a otros neurotransmisores. Los medicamentos no estimulantes que se administran con frecuencia incluyen:

a.La atomoxetina es un agente de recaptación selectiva de noradrenalina. inhibidor (IRSN) que ayuda a aumentar la concentración mientras reduce la impulsividad y la hiperactividad. Se comercializa con el nombre comercial Strattera. Normalmente se administra una vez al día.

b. Bupropión: Un antidepresivo que a menudo se administra bajo la marca Wellbutrin, el bupropión, también es útil para tratar los síntomas del TDAH. Los niveles de dopamina y norepinefrina del cerebro se ven afectados.

Las mujeres mayores con enfermedades comórbidas, como problemas cardiovasculares, o aquellas que corren riesgo de drogodependencia pueden beneficiarse especialmente de los medicamentos no estimulantes. Podrían tardar más en empezar a funcionar y varias semanas de uso regular para que surtan efecto por completo. Los problemas gastrointestinales, la sequedad de boca y los cambios en el estado de ánimo o los hábitos de sueño son ejemplos de efectos secundarios.

Estrategia de tratamiento personalizada:

Se deben tener en cuenta la edad, el historial médico y las preferencias personales al seleccionar un Medicación para el TDAH para mujeres mayores. Los factores considerables incluyen:

a. Trastornos médicos existentes: A la hora de elegir un fármaco, los médicos especialistas tendrán en cuenta cualquier trastorno preexistente, como dificultades cardíacas, hipertensión arterial o anomalías hepáticas o renales.

b. Las mujeres mayores que toman muchos medicamentos para diferentes problemas médicos pueden tener interacciones farmacéuticas. Es fundamental evaluar cualquier posible interacción entre los medicamentos recetados o de venta libre para el TDAH y otras afecciones.

C. Cambios hormonales: Los cambios hormonales relacionados con la menopausia pueden afectar la forma en que se manifiestan los síntomas y la eficacia de los medicamentos. Es posible que los médicos deban tener en cuenta estos impactos hormonales y, si es necesario, cambiar la dosis o buscar otras alternativas de tratamiento.

Las mujeres mayores con TDAH pueden encontrar alivio de los síntomas y una mejora en el funcionamiento diario con el uso de medicamentos para el TDAH, incluidas opciones tanto estimulantes como no estimulantes. Los medicamentos que contienen estimulantes alivian los síntomas de inmediato, mientras que los medicamentos no estimulantes brindan una opción para quienes no pueden o no quieren usar estimulantes. Optimizar los resultados del tratamiento requiere estrategias de tratamiento individualizadas que incluyan problemas médicos preexistentes, interacciones medicamentosas y cambios hormonales. Para las mujeres mayores con TDAH, consultar estrechamente con un profesional de la salud capacitado garantizará la mejor selección y dosis de medicamentos.

Beneficios, riesgos y consideraciones

Los medicamentos para el TDAH, especialmente aquellos para mujeres mayores, pueden ser útiles para tratar los síntomas y mejorar el funcionamiento diario. Sin embargo, es fundamental comprender las ventajas, los peligros y otros factores relacionados con estos tratamientos. En este capítulo, brindaremos una revisión general de los medicamentos para el TDAH, hablaremos sobre sus posibles ventajas, señalaremos los riesgos y expondremos puntos clave para las mujeres mayores. Para brindar una explicación detallada de los medicamentos para el TDAH para mujeres mayores, profundicemos en los temas esenciales.

Los medicamentos para el TDAH tienen ventajas:

Las siguientes ventajas de los medicamentos para el TDAH para mujeres mayores:

a. Manejo de los síntomas: Los

medicamentos pueden ayudar a mejorar la

concentración, la atención y el control de los impulsos al reducir los síntomas de falta de atención, hiperactividad e impulsividad.

b. Las mejoras inducidas por los medicamentos en las funciones ejecutivas, como la gestión del tiempo, la planificación, la organización y la toma de decisiones, pueden dar lugar a mayores niveles de productividad y eficiencia.

C. Calidad de vida mejorada: Al controlar con éxito los síntomas, los medicamentos pueden mejorar el bienestar general, disminuir las dificultades cotidianas y fortalecer las conexiones interpersonales.

d. Desempeño Académico o Profesional: Al mejorar la concentración, la productividad y la realización de tareas, los medicamentos pueden promover el desempeño académico o profesional.

Efectos secundarios y riesgos:

Es importante estar informado sobre cualquier peligro o efecto adverso relacionado con los medicamentos para el TDAH. Las consecuencias negativas típicas podrían ser:

a. Al principio pueden presentarse náuseas, problemas estomacales o falta de apetito, pero a menudo desaparecen con el tiempo.

b. Trastornos del sueño: Los medicamentos estimulantes pueden dificultar el conciliar el sueño o alterar los patrones de sueño. Cambiar la dosis y el horario del medicamento podría disminuir estos efectos secundarios.

C. Efectos secundarios cardiovasculares: Algunos medicamentos para el TDAH pueden aumentar la presión arterial y la frecuencia cardíaca. Los médicos especialistas pueden realizar controles periódicos de la salud cardiovascular, especialmente en aquellos que ya padecen una enfermedad cardíaca.

d. Cambios emocionales o de humor: Algunas personas que usan medicamentos para el TDAH pueden sufrir cambios de humor, impaciencia o ansiedad. Cualquier preocupación que pueda tener sobre sus emociones o estado de ánimo debe compartirla con el profesional de la salud.

Teniendo en cuenta a las mujeres mayores:

Hay varias cosas a considerar cuando las mujeres mayores están considerando tomar medicamentos para el TDAH, entre ellas:

a. Enfermedades de salud: Al elegir un medicamento, los proveedores de atención médica deben tener en cuenta la salud general del paciente, así como cualquier enfermedad médica existente, como dificultades cardíacas, presión arterial alta o problemas hepáticos o renales.

b. Las mujeres mayores que toman muchos medicamentos para diferentes problemas médicos pueden tener interacciones farmacéuticas. Para reducir riesgos y garantizar la seguridad, es importante tener en cuenta posibles interacciones entre fármacos para el TDAH y otros medicamentos.

C. Cambios hormonales: Los cambios hormonales relacionados con la menopausia pueden afectar la forma en que se manifiestan los síntomas y la eficacia de los medicamentos. Para abordar estos impactos hormonales, es posible que los expertos médicos deban cambiar las dosis recetadas o buscar otros tratamientos.

d. Tratamiento Individualizado: El medicamento y la dosis deben elegirse específicamente para abordar los síntomas únicos del paciente, las respuestas anteriores a la medicación (si las hubiera), las preferencias y los objetivos.

Observación y comunicación.

Al comenzar o cambiar un régimen de medicamentos para el TDAH, es esencial un seguimiento regular y una comunicación honesta con el profesional de la salud. Esto permite realizar un seguimiento de la eficacia del medicamento, estar atento a cualquier efecto adverso y realizar las modificaciones necesarias para mejorar los resultados del tratamiento. Cualquier inquietud o cambio en los síntomas debe comunicarse de inmediato al profesional de la salud.

Al tratar con éxito los síntomas y mejorar el funcionamiento cotidiano, los medicamentos para el TDAH pueden ofrecer ventajas considerables a las mujeres mayores. Sin embargo, es fundamental estar informado sobre los posibles peligros y efectos adversos relacionados con estos medicamentos. El mejor medicamento para el TDAH para mujeres mayores debe tener en cuenta factores que incluyen problemas médicos preexistentes, interacciones farmacéuticas, cambios hormonales y planes de tratamiento personalizados. Los mejores resultados están garantizados y cualquier problema potencial se aborda mediante un seguimiento de rutina y un diálogo honesto con el profesional de la salud.

Medicamentos recetados con frecuencia

Los medicamentos que a menudo se administran a mujeres mayores con TDAH incluyen:

Productos farmacéuticos a base de metilfenidato:

Ritalin (metilfenidato de liberación rápida)
Medicamentos de metilfenidato de liberación prolongada Concerta
Daytrana (parche de metilfenidato)
Medicamentos elaborados a partir de anfetaminas:

El medicamento combinado con sal de anfetamina Adderall
Dimesilato de lisdexanfetamina, nombre comercial Vyvanse
Atomoxetina:

Strattera (inhibidor selectivo de la recaptación de noradrenalina sin estimulantes)
Bupropión:

Wellbutrin (un antidepresivo que no provoca estímulos pero tiene efectos sobre la dopamina y la noradrenalina)

Guanfacina:

Agonista adrenérgico alfa-2A no estimulante Intuniv Clonidina:

Kapvay, un agonista alfa-2 adrenérgico sin estímulos
Dexmetilfenidato:

Metilfenidato de acción corta, Focalin
Focalin XR (dexmetilfenidato de liberación prolongada)
Lisdexanfetamina:

Vyvanse, una sustancia precursora de la dextroanfetamina
Modafinilo:

El medicamento que promueve la vigilia Provigil
Por motivos de seguridad, ya no se administra pemolina con frecuencia.

Es fundamental recordar que la selección de un medicamento estará influenciada por factores como la reacción de la persona, su historial médico y los probables efectos adversos. Los especialistas médicos tendrán esto en cuenta y colaborarán con el paciente para elegir el mejor medicamento para sus necesidades específicas. Para garantizar la eficacia y seguridad del fármaco seleccionado, es fundamental un seguimiento periódico y un contacto honesto con el profesional sanitario.

Capítulo 5:

Enfoques no médicos para el tratamiento del TDAH

Las mujeres mayores con TDAH pueden controlar sus síntomas y mejorar su funcionamiento diario con el uso de técnicas no médicas. Estas tácticas incluyen una variedad de tratamientos conductuales, cambios en el estilo de vida y métodos de cuidado personal que ayudan a mejorar el manejo de los síntomas y el bienestar general. En este capítulo examinaremos métodos no médicos para controlar el TDAH en mujeres mayores. Entremos en más detalles para brindar consejos sobre cómo utilizar estas tácticas en la vida diaria.

Rutina y estructura:

Un horario diario organizado puede ayudar a las personas con TDAH a gestionar mejor su tiempo y sus obligaciones. Se pueden aumentar la concentración, la organización y la productividad dividiendo las tareas principales en etapas más pequeñas y manejables y estableciendo un cronograma con franjas horarias asignadas para las actividades. Los recordatorios, así como el uso de herramientas visuales como calendarios y listas de tareas pendientes, pueden ayudar a mantener la organización y hacer que los proyectos avancen.

Cambios ambientales:

La clave para controlar los síntomas del TDAH es establecer una atmósfera que fomente la atención y reduzca las distracciones. Esto se puede lograr limpiando el desorden de las áreas de trabajo, reduciendo las distracciones ruidosas y empleando equipos como auriculares con cancelación de ruido o generadores de ruido blanco. La concentración y la productividad pueden mejorarse designando ciertos lugares para diversas tareas, como un lugar tranquilo para leer o un lugar de trabajo exclusivo.

Técnicas de gestión del tiempo.

La gestión eficaz del tiempo es crucial para las personas con TDAH. La gestión del tiempo se puede mejorar mediante el uso de técnicas que incluyen priorizar actividades, establecer plazos razonables y dividir los trabajos en porciones digeribles. Los descansos regulares y el uso de cronómetros o aplicaciones de teléfonos inteligentes para reservar cierta cantidad de tiempo para el trabajo también pueden ayudar con la concentración y reducir la sobrecarga.

Atención plena y relajación:

Las personas con TDAH pueden lograr la reducción del estrés, la mejora de la concentración y el bienestar emocional mediante el uso de prácticas de atención plena y relajación. Los ejercicios de respiración profunda, la meditación, el yoga o la participación en actividades de ocio pueden ayudar a crear una sensación de calma y aumentar la autoconciencia.

Actividad Física y Ejercicio:

El ejercicio físico regular proporciona una variedad de ventajas para las personas con TDAH. El ejercicio puede disminuir la hiperactividad, levantarle el ánimo, agudizar su cerebro y hacerle sentir mejor en todas partes. Encontrar pasatiempos agradables e integrarlos en las rutinas cotidianas, como caminar, andar en bicicleta, bailar o nadar, puede tener efectos positivos en el cuerpo y la mente.

Higiene del insomnio

Para las personas con TDAH, mantener una excelente higiene del sueño es esencial. Se puede lograr una mejor calidad del sueño estableciendo un horario de sueño regular, desarrollando un ritual nocturno relajante y proporcionando un ambiente acogedor para dormir. El mejor sueño y el funcionamiento general también se pueden lograr limitando el tiempo frente a la pantalla antes de acostarse, evitando estimulantes como el café cerca de la hora de acostarse y tratando cualquier problema subyacente del sueño.

Apoyo y relaciones sociales:

Mantener los vínculos sociales y crear un sistema de apoyo puede ser crucial para controlar los síntomas del TDAH. Encontrar redes de apoyo, unirse a comunidades u organizaciones que se especializan en el TDAH o establecer conexiones con otras personas que sean conscientes de las dificultades puede brindar inspiración, tranquilidad y orientación útil. La interacción social y el desarrollo de conexiones también pueden mejorar el bienestar mental y general.

Herramientas de planificación y organización:

Para mantenerse al tanto del trabajo y los plazos, utilice estrategias y herramientas de organización. Esto podría implicar el uso de software de gestión de tareas, planificadores físicos o digitales o herramientas de gestión de proyectos para organizar y realizar un seguimiento de las obligaciones. Utilizar listas de verificación y dividir las cosas en etapas más pequeñas y manejables puede ayudarlo a mantenerse organizado y combatir los sentimientos de sobrecarga.

Terapia Cognitiva Conductual (TCC):

Piensa en someterse a un tratamiento cognitivo-conductual, que puede ayudar a las personas con TDAH a aprender mecanismos de afrontamiento, desafiar patrones de pensamiento dañinos y cambiar hábitos que obstaculizan el funcionamiento diario. La gestión del tiempo, la organización, la resolución de problemas y el control emocional pueden mejorarse mediante las prácticas de TCC.

Tecnología útil

Investigar el uso de soluciones de tecnología de asistencia destinadas a ayudar a las personas con TDAH. Estos pueden ser software de conversión de texto a voz, grabadoras de voz digitales, aplicaciones de recordatorios o tecnología de asistencia como relojes inteligentes con recordatorios integrados. El uso de tecnología puede contribuir a la memoria, la gestión de tareas y la ayuda organizativa.

Lineamientos dietéticos:

Aunque la nutrición no puede curar el TDAH, una dieta nutritiva puede ayudar a controlar los síntomas y al bienestar general. Considere una dieta equilibrada y llena de productos frescos, cereales saludables y carnes magras. Algunas personas pueden descubrir que reducir o evitar ciertos alimentos, incluidas las comidas procesadas, los productos químicos artificiales o el exceso de azúcar, podría ayudar con los síntomas o la atención de hiperactividad.

Métodos de reducción del estrés:

Para las personas con TDAH, puede resultar útil aprender habilidades eficaces para gestionar el estrés. Esto puede incluir participar en actividades para aliviar el estrés, cómo escribir, ejercicios de respiración profunda, practicar métodos de relajación o dedicarse a un pasatiempo. Es posible mejorar el bienestar general y disminuir los efectos nocivos del estrés sobre los síntomas del TDAH reconociendo y tratando las causas del estrés.

Entrenador autorizado:

Piensa en trabajar con un entrenador profesional específico para el TDAH. En áreas como la gestión del tiempo, el establecimiento de objetivos y la creación de formas de abordar los problemas relacionados con el TDAH, los entrenadores pueden brindar dirección, responsabilidad y apoyo. También pueden ayudar a las personas a reconocer sus talentos, aumentar su autoestima y desarrollar planes de éxito únicos.

Técnicas de gestión del tiempo.

Creando orden y procedimientos.

Crear estructura y rutinas es un método eficaz para reducir los síntomas del TDAH y mejorar el funcionamiento cotidiano en las mujeres mayores. Para mantenerse organizado, administrar eficientemente su tiempo y disminuir la sensación de sobrecarga, las personas necesitan estructura. En este capítulo, veremos algunas técnicas útiles para crear rutinas y estructuras que puedan ayudar a tratar a las mujeres mayores con TDAH. Entremos en más detalles para brindar consejos sobre cómo utilizar estas tácticas con éxito.

Identificar prioridades:

Determine qué tareas y actividades son las más importantes y urgentes y luego clasifíquelas en consecuencia. Para realizar un seguimiento de todos los compromisos y tareas, haga una lista de tareas pendientes o utilice una herramienta de gestión de tareas. Para que las actividades principales sean menos intimidantes, dividirlas en partes más pequeñas y manejables. Establecer prioridades puede ayudarle a mantenerse concentrado y asegurarse de que las tareas más importantes sean lo primero.

Establecer objetivos alcanzables:

Para mantenerse motivado y evitar sentirse abrumado, establezca objetivos que sean alcanzables y razonables. Divida los objetivos más ambiciosos en etapas incrementales y manejables y reconozca los logros a lo largo del camino. Una hoja de ruta para el crecimiento y una sensación de éxito se mantienen estableciendo objetivos alcanzables.

Se debe hacer un horario diario.

Cree un calendario diario con franjas horarias configuradas para diversas actividades y responsabilidades. Para programar tiempo para el trabajo, las tareas domésticas, el cuidado personal, las citas y las actividades de ocio, utilice una agenda, un calendario o una herramienta de programación digital. Piense en el momento del día en el que la energía y la concentración de una persona normalmente están en su punto máximo para trabajos que exigen mayores grados de concentración.

Utilice alarmas y recordatorios:

Utilice alarmas y recordatorios para realizar un seguimiento de sus citas y tareas. Utilice temporizadores, configuraciones de temporizador en teléfonos celulares, aplicaciones de administración de tareas o todo lo anterior para configurar recordatorios y administrar tareas. Las notas adhesivas o los relojes visuales son dos ejemplos de señales visuales que se pueden utilizar para fomentar la gestión del tiempo y desencadenar transiciones de tareas.

Cree rutinas consistentes:

Cree rutinas diarias confiables que proporcionan al día un marco confiable. Establece horarios fijos para levantarte, comer, hacer ejercicio, trabajar o estudiar, hacer descansos y acostarte. Las rutinas consistentes pueden ayudar a controlar la atención, disminuir la fatiga al tomar decisiones y mejorar la administración del tiempo en general.

Reducir las distracciones

Establecer un espacio que promueva la atención y reduzca las distracciones. Determine y elimine posibles distracciones, como desactivar alertas en dispositivos electrónicos, cerrar pestañas inactivas del navegador o reservar un espacio de trabajo despejado, libre de interrupciones y desorden. Para reducir las distracciones auditivas, utilice auriculares con cancelación de ruido o aplicaciones de ruido de fondo.

Tenga en cuenta el tiempo de transición:

Dejar tiempo entre tareas o actividades puede ayudarte a concentrarte más fácilmente y a prepararte mentalmente para la siguiente. Se puede revisar rápidamente la siguiente actividad, se puede aclarar la mente o se puede realizar una breve práctica de atención plena durante este período. Los cambios de tareas más fluidos son posibles gracias al margen que ofrece el tiempo de transición.

Sea adaptable y flexible:

Reconozca que mantener la estructura y las rutinas requiere flexibilidad. El calendario puede verse alterado por acontecimientos o ajustes imprevistos. La adaptabilidad permite modificar planes y agregar planes de emergencia para que se avance a pesar de eventos imprevistos.

Busque responsabilidad y apoyo:

Incluya personas confiables en su viaje para ayudarlo y responsabilizarlo. Comparta sus planes, horarios y objetivos con un amigo, familiar o terapeuta cariñoso que pueda ayudarlo a mantenerse motivado, darle palabras de aliento y darle ligeros empujones cuando sea necesario.

Crear estructura y rutinas es una potente técnica de manejo de los síntomas del TDAH en mujeres mayores. Las personas pueden crear un entorno que fomente la concentración, la organización y la productividad estableciendo prioridades, fijando metas razonables, elaborando un horario diario, utilizando recordatorios y alarmas, establecer rutinas confiables, minimizar las distracciones, incluido el tiempo de transición, y buscar apoyo. Mantener la estructura mientras se gestiona la realidad de la vida cotidiana es posible cuando estas tácticas se utilizan con flexibilidad y adaptación.

Cambios ambientales que mejoran la concentración y el enfoque.

Los cambios en el entorno pueden mejorar en gran medida la concentración y la atención en personas con TDAH, especialmente en mujeres mayores. Es más sencillo mantener el rumbo y aumentar la productividad estableciendo una atmósfera que reduzca las distracciones y mejore la atención. Este capítulo discutirá métodos prácticos para mejorar la concentración y la atención en mujeres mayores con TDAH alterando su entorno. Entremos en más detalles para brindar consejos sobre cómo aplicar estas mejoras con éxito.

Optimice y organice:

Un entorno desorganizado podría aumentar la sobrecarga sensorial y la distracción. Primero, limpia y organiza tu espacio real. Para mantener las cosas bien organizadas, deshazte de todo lo extra, asigna lugares para las cosas y emplea soluciones de almacenamiento. Un ambiente limpio y ordenado puede fomentar la tranquilidad y disminuir las distracciones visuales.

Haga un espacio de trabajo especializado:

Elija una ubicación para su estación de trabajo, como una oficina en casa, un rincón de la habitación o un escritorio exclusivo. Asegúrese de que esta área esté libre de distracciones y equipada con los materiales y herramientas necesarios. Decora el área con cosas que promuevan la concentración y la motivación, como un tablero de visión o dichos inspiradores.

Reducir las distracciones visuales

Reducir las alteraciones visuales que podrían provocar que la atención se desvíe de sus tareas. Alejado de lugares concurridos y ventanas que puedan llamar tu atención, coloca tu escritorio. Controlar la luz natural con cortinas o persianas; Para una barrera visual, piense en una pantalla de privacidad o auriculares con cancelación de ruido.

Maneje las distracciones auditivas:

Para las personas con TDAH, el ruido puede ser una distracción considerable. Determine las distracciones de audio de su entorno y elimínalos. Cierra las puertas para reducir el ruido del hogar, cubre el ruido de fondo con ventiladores o dispositivos de ruido blanco, o escucha música instrumental que te mantenga concentrado sin distraerte.

Establezca límites claramente definidos

Para reducir las interrupciones, establezca límites con las personas en su espacio vital o laboral.

Explique el valor de mantener un lugar de trabajo enfocado y establezca sus requisitos de tiempo de trabajo ininterrumpido. Utilice pistas visuales para que los demás sepan cuando se está concentrando en una tarea, como un letrero o una señal de "No molestar".

Herramientas para la gestión del tiempo:

Para mejorar la concentración y la atención, utilice herramientas de gestión del tiempo. Para reservar tiempos específicos para el trabajo y los descansos, utilice temporizadores o aplicaciones de productividad. Con el uso de estrategias de bloqueo de tiempo, puede organizar su día para poder asignar ciertos tiempos de trabajo y establecer los descansos esenciales para descansar y renovarse.

Manejo de distracciones digitales:

El uso de aparatos digitales puede resultar a la vez beneficioso y molesto. Utilice aplicaciones o extensiones de navegador que bloqueen o restrinjan el acceso a sitios web o plataformas de redes sociales que distraigan durante determinados momentos para gestionar las distracciones digitales. Para reducir las notificaciones, ponga su teléfono en modo silencioso o utilice la función "No molestar".

Utilice indicaciones visuales y recordatorios:

Las señales y sugerencias visuales pueden ayudar a reorientar y mantener la concentración. Para ayudarle a recordar ciertas actividades o fechas límite cruciales, coloque notas adhesivas u otras pistas visuales en lugares visibles. Utilice herramientas digitales de gestión de tareas o listas de verificación para monitorear visualmente el progreso y asegurarse de que todo esté terminado.

Utilice elementos naturales

Para fomentar un estado de ánimo tranquilo y concentrado, incluya elementos naturales en su entorno. Incluye iluminación natural, plantas de interior o ventanas abiertas para que circule el aire fresco. Pasar tiempo al aire libre, incluso en un pequeño parque o jardín cercano, también puede mejorar la concentración y disminuir el cansancio mental.

En las mujeres mayores con TDAH, los cambios ambientales pueden mejorar en gran medida la concentración y la atención. Se puede crear un entorno que fomente la concentración y la productividad ordenando y organizando, estableciendo un espacio de trabajo dedicado, controlando las distracciones visuales y auditivas, estableciendo límites claros, haciendo uso de herramientas de gestión del tiempo, controlando las distracciones digitales, usando recordatorios visuales e incorporando elementos naturales. . Al realizar estos cambios, es posible crear un entorno más favorable para controlar los síntomas del TDAH.

Capítulo 6

Introducción a la Terapia Dialéctico Conductual (DBT),

Una estrategia de tratamiento llamada terapia dialéctica conductual (DBT) puede ser útil para cualquier persona con TDAH, especialmente para las mujeres mayores. La DBT incorpora componentes de atención plena, métodos basados en la aceptación y terapia cognitivo-conductual para ayudar a las personas a mejorar sus interacciones interpersonales, mecanismos de afrontamiento y regulación de las emociones. Este capítulo proporcionará una breve descripción general de la DBT y considerará cómo se puede utilizar para tratar el TDAH en mujeres mayores. Examinemos las ideas fundamentales para brindar un conocimiento profundo de DBT.

Comprender los principios fundamentales de DBT

La atención plena, la tolerancia a la angustia, la regulación de las emociones y la eficacia interpersonal son los cuatro principios subyacentes de la DBT. Estos principios sirven como piedra angular de la DBT y dirigen a las personas para que aprendan a manejar circunstancias difíciles, controlar sus emociones y mejorar las relaciones y la comunicación.

Atención plena DBT:

La piedra angular de la DBT es la atención plena. Implica una creciente conciencia de las propias sensaciones interiores, estar presente en el momento y ser testigo de los pensamientos y sentimientos sin emitir juicios. Las personas con TDAH pueden mejorar su atención y concentración, disminuir su impulsividad y controlar sus respuestas emocionales realizando ejercicios de atención plena como la meditación y la respiración consciente.

Tolerancia de DBT a la angustia:

Las técnicas de tolerancia al estrés de DBT enfatizaron el desarrollo de la resiliencia y la capacidad de afrontar sentimientos desafiantes y circunstancias perturbadoras sin recurrir a comportamientos destructivos. Estas habilidades respaldan técnicas de afrontamiento saludables y frenan la impulsividad en personas con TDAH ayudándolas a controlar la impulsividad, la irritación y la sobrecarga.

Control emocional en DBT

El objetivo de las técnicas de regulación de las emociones de DBT es permitir que las personas reconozcan, comprendan y controlen mejor sus emociones. Para las mujeres mayores con TDAH que pueden tener una mayor sensibilidad emocional o problemas con el control de las emociones, estas habilidades pueden ser muy útiles. DBT proporciona a las personas las herramientas que necesitan para reconocer los desencadenantes, controlar las emociones fuertes y reaccionar de forma reflexiva y flexible.

La eficacia interpersonal de DBT:

Las técnicas de efectividad interpersonal de DBT enfatizan la mejora de los límites, el desarrollo de relaciones saludables y la comunicación. Las personas con TDAH pueden tener dificultades para mantener conexiones y participar en actividades sociales. Las relaciones interpersonales mejoradas son el resultado del uso de las herramientas que ofrece DBT para promover la comunicación efectiva, la asertividad, la escucha activa y las habilidades de resolución de problemas.

Uso de técnicas DBT para controlar el TDAH

Las técnicas de DBT se pueden utilizar para controlar eficazmente los síntomas y las dificultades del TDAH. Con el uso de estrategias de tolerancia al malestar, las personas con TDAH pueden aprender a estar presentes y atentas y al mismo tiempo controlar su comportamiento impulsivo o irracional. Las habilidades de efectividad interpersonal mejoran la comunicación y la dinámica de las relaciones, mientras que las habilidades de regulación emocional ayudan a gestionar las emociones fuertes que a menudo están relacionadas con el TDAH.

Búsqueda de tratamiento DBT:

Es fundamental recibir terapia de un profesional de salud mental autorizado que haya recibido formación en DBT si desea beneficiarse de la DBT. Los terapeutas, psicólogos y psiquiatras capacitados en DBT pueden entrar en esta categoría. Estos expertos pueden brindar orientación, sesiones de terapia individuales o grupales y apoyo continuo para aprender y utilizar técnicas de DBT para controlar con éxito los síntomas del TDAH.

Para el tratamiento del TDAH en mujeres mayores, la terapia dialéctica conductual (DBT) es una estrategia terapéutica útil. La DBT puede ayudar a las personas con TDAH a desarrollar mecanismos de afrontamiento eficientes, regular las emociones y mejorar las conexiones interpersonales al incluir atención plena, tolerancia a la angustia, regulación de las emociones y habilidades de efectividad interpersonal. Para aprender y utilizar con éxito los métodos DBT para el manejo del TDAH, se debe buscar terapia de un profesional de salud mental certificado que haya recibido capacitación en DBT.

Ideas y técnicas rectoras de DBT

Los métodos cognitivo-conductuales se combinan con habilidades basadas en la aceptación y la atención plena en la terapia dialéctica conductual (DBT), una estrategia terapéutica. La DBT se creó por primera vez para ayudar a las personas con trastorno límite de la personalidad, pero también se ha demostrado que sus principios y técnicas son útiles para una variedad de otros problemas de salud mental, incluido el TDAH. Para proporcionar a los lectores un conocimiento profundo de DBT, discutiremos sus ideas y técnicas fundamentales en este capítulo. Examinemos los temas esenciales para comprender las ideas y habilidades fundamentales de DBT.

Principios básicos de DBT:

a.DBT se basa en el principio de atención plena, que consiste en prestar atención al momento actual sin juzgar. Fomenta la aceptación y la no reactividad mediante el cultivo de la conciencia de ideas, emociones y sensaciones físicas.

b. Tolerancia a la angustia: Se dice que las personas que pueden afrontar acontecimientos estresantes sin incurrir en conductas peligrosas o impulsivas tienen altos niveles de tolerancia al malestar. En lugar de intentar deshacerse de los sentimientos no deseados, estas técnicas se concentran en aceptarlos y soportarlos.

C. Control emocional: El objetivo de un control emocional eficiente es reconocer, comprender y regular las emociones. Esto incluye identificar y nombrar sentimientos, reducir la vulnerabilidad emocional y crear técnicas para controlar las emociones fuertes.

d. Efectividad interpersonal: Las habilidades de efectividad interpersonal se ocupan de establecer límites, crear una comunicación efectiva y crear relaciones positivas. En las interacciones interpersonales, estas cualidades mejoran la asertividad, la escucha activa y la resolución de problemas.

Técnicas de atención plena

a. Observando: Atención sin prejuicios a las sensaciones tanto internas como exteriores.

b. Poner en palabras experiencias, sentimientos y sensaciones sin darles interpretación ni juicio alguno.

C. Participar significa comprometerse con el aquí y el ahora y con el trabajo que tenemos entre manos.

Capacidad para tolerar el estrés:

a. Autocalmante: Participar en actividades reconfortantes y relajantes, como tomar un baño tibio o escuchar música relajante.

b. Distracción: Participar en actividades que distraigan la mente de circunstancias perturbadoras, como mirar una película o tomar un pasatiempo.

C. Aceptar la realidad completamente tal como es, sin juicios ni esfuerzos por alterarla.

Habilidades de control emocional:

a. Identificando emociones: Reconocer y clasificar con precisión las emociones.

b. Actuar en oposición a las propias inclinaciones o sentimientos se conoce como acción de oposición.

C. Resolver problemas implica analizar una situación y encontrar soluciones prácticas para afrontar las dificultades emocionales.

Habilidades para la eficacia interpersonal:

a. Una táctica de comunicación que implica ser agresivo, plantear exigencias y establecer límites se conoce como QUERIDO HOMBRE.

b. La frase "mantener relaciones sanas siendo amable, interesado, validador y de manera sencilla" se abrevia como "DAR".

C. FAST es para la justicia, la expiación, mantenerse fiel a los propios principios y la veracidad. Significa defender el respeto por uno mismo y establecer límites en las interacciones interpersonales..

Técnicas básicas de atención plena:

a. Desarrollar una actitud sin prejuicios que permita la aceptación y la comprensión sin juzgar a uno mismo ni a los demás.

b. One-Mindfully: concentrar la atención, evitar realizar múltiples tareas y comprometerse plenamente con una experiencia o actividad a la vez.

C. Efectividad: Usar acciones que sean eficientes y consistentes con las creencias y objetivos de uno.

Capacidad para tolerar el estrés:

a. Habilidades TIPP: el uso de métodos como ejercicio extenuante, sostener hielo o darse palmadas con agua fría en la cara puede alterar la reacción fisiológica del cuerpo ante el malestar.

b. Acrónimo de emplear una variedad de técnicas para mejorar el momento presente, como imágenes, significado, oración, relajarse, hacer una cosa a la vez, tomar vacaciones y animar a los demás.

C. Práctica experimentar y aceptar el sufrimiento sin intentar huir o evitarlo.

Habilidades de control emocional:

a. Antes de actuar basándose en sentimientos o suposiciones, examine los hechos y tenga en cuenta interpretaciones alternativas.

b. Construya experiencias positivas: participe en actividades y encuentros que fomenten sentimientos felices y bienestar, como pasatiempos, tiempo de calidad con familiares y amigos o rutinas de cuidado personal.

C. Acción en Oposición a la Emoción: Para controlar y moderar las emociones fuertes, uno debe realizar acciones que sean opuestas a su estado emocional actual.

Habilidades para la eficacia interpersonal:

a. Ser imparcial y tener en cuenta muchos puntos de vista cuando haya disputas o enfrentamientos entre las personas.

b. Eficacia de las relaciones: utilizar técnicas para fortalecer las relaciones, como defender la propia dignidad, hacer concesiones razonables y hacer malabarismos con demandas contrapuestas.

C. Ser contundente al expresar necesidades, deseos, y límites respetando los derechos y exigencias de los demás.

Los principios fundamentales de la atención plena, la tolerancia a la angustia, la regulación de las emociones y la eficacia interpersonal sirven como base para la terapia dialéctica conductual (DBT). La DBT se basa en estas ideas, que se ven reforzadas por una variedad de estrategias que las personas pueden aprender y utilizar para controlar con éxito sus síntomas de TDAH. Si bien las habilidades de tolerancia a la angustia ayudan a afrontar circunstancias perturbadoras, las habilidades de atención plena promueven la conciencia del momento presente. Las habilidades de efectividad interpersonal mejoran la comunicación y la dinámica de las relaciones, mientras que las habilidades de regulación emocional apoyan la comprensión y el control de las emociones. Estas ideas y técnicas fundamentales de DBT pueden ayudar a las personas a desarrollar poderosos mecanismos de afrontamiento y mejorar su bienestar general.

Técnicas de control de las emociones para tratar los síntomas del TDAH

Al ofrecer habilidades para reconocer, comprender y controlar con éxito las emociones fuertes, las técnicas de regulación emocional pueden resultar útiles para controlar los síntomas del TDAH. Los siguientes enfoques para controlar las emociones pueden resultar útiles para las personas con TDAH:

Meditación sobre la atención plena:

Tanto la autoconciencia como el control emocional pueden mejorarse practicando la meditación de atención plena. Las personas con TDAH pueden aprender a comprender mejor sus emociones y aprender a manejarlas de una manera más equilibrada concentrándose en el ahora sin juzgar.

Ejercicios para la respiración profunda:

Los ejercicios que incluyen respiración profunda, como la respiración en caja o la respiración diafragmática, pueden ayudar al cuerpo a relajarse y disminuir la fuerza de sus emociones. Se puede crear una sensación de paz y mejorar el control emocional respirando lenta y profundamente y concentrándose en la sensación de la respiración.

Conciencia y etiquetado de las emociones:

Reconocer y admitir ciertos sentimientos a medida que surgen es un paso necesario para desarrollar la conciencia emocional. Pon tus sentimientos en palabras para practicar cómo nombrar las emociones. Esto puede facilitar la separación de la emoción de su reacción, permitiendo respuestas más deliberadas y controladas.

reorganización cognitiva

Para abordar las ideas negativas o erróneas que conducen a una desregulación emocional, es necesaria una reestructuración cognitiva. Las personas pueden cambiar su forma de pensar y formar puntos de vista más realistas y beneficiosos sopesando la evidencia a favor y en contra de estas ideas.

Establecer un ambiente relajante

La creación de un entorno tranquilo puede ayudar a controlar las emociones. Esto se puede hacer designando un área para el descanso y el cuidado personal, usando tonos e iluminación relajantes, tocando música meditativa o escuchando sonidos naturales, o rodeándolo de cosas que inspiran paz y tranquilidad.

Realizar actividad física:

Se ha demostrado que la actividad física regular mejora la salud mental y el estado de ánimo. Ejercicios como caminar, correr, hacer yoga o bailar pueden ayudar a reducir los niveles de estrés, producir endorfinas y mejorar el control emocional.

Llevar un diario:

Una técnica útil para procesar y controlar las emociones es escribir un diario. Escribir pensamientos y emociones promueve la autorreflexión y puede generar una sensación de comodidad y claridad. Intente escribir sus sentimientos, factores desencadenantes y cualquier descubrimiento que obtenga como resultado de pensar en sus experiencias.

En busca de apoyo social

Hacer amistad con personas que puedan comprenderlo y apoyarlo puede ayudarlo a manejar sus emociones. Para compartir sus experiencias, adquirir conocimientos, recibir empatía y afirmación y obtener perspectiva, comuníquese con amigos, familiares o grupos de apoyo de confianza.

Técnicas de autocuidado

Las prácticas de autocuidado que fomentan la calma y el equilibrio emocional pueden ayudar a controlar los síntomas del TDAH y la regulación de las emociones. Por ejemplo, bañarse, disfrutar de pasatiempos, escuchar música, practicar técnicas de atención plena o encontrar salidas creativas podrían entrar en esta categoría.

Recuerde que la personalización y la experimentación pueden ser necesarias para identificar las mejores estrategias de manejo de las emociones. Para dominar estas habilidades y aprovechar sus ventajas, es importante practicarlas con frecuencia y tener paciencia consigo mismo. Un experto en salud mental, como un terapeuta con capacitación en DBT o manejo del TDAH, puede brindarle más orientación y ayuda para poner en práctica estrategias de control de emociones que se adapten a sus necesidades particulares.

Ejercicios de mindfulness para agudizar la concentración y moderar la impulsividad

Ejercicios de mindfulness para mejorar la concentración y reducir la impulsividad

Para las personas con TDAH, las actividades de atención plena pueden resultar muy útiles para mejorar la concentración y reducir la impulsividad. Los ejercicios de atención plena ayudan a enfocar la atención, calmar las emociones y mejorar el autocontrol al fomentar la conciencia del momento presente y practicar la observación sin prejuicios de los pensamientos y sentimientos. A continuación se muestran algunas actividades de atención plena diseñadas para agudizar la concentración y controlar la impulsividad:

Observando tu respiración:

Seleccione una posición cómoda para sentarse o recostarse. Mientras cierras los ojos, concéntrate en la respiración. Mientras inhala y exhala, preste atención a cómo se siente. Presta atención a tu barriga subiendo y bajando o a la sensación de aire entrando por tu nariz. Anime a su concentración a volver a la respiración cada vez que sus pensamientos se desvíen. Dedica unos minutos a realizar este ejercicio todos los días y luego amplía progresivamente el tiempo que dedicas a realizarlo.

Chequeo corporal:

Siéntate o acuéstate cómodamente con los pies apoyados en el suelo. Escanee lentamente su cuerpo, prestando atención a cada componente del cuerpo, comenzando por la parte superior de su cabeza. Se debe anotar cualquier sentimiento, tensión o región de relajación. Libera cualquier tensión o rigidez que puedas sentir mientras mueves tu atención por todo tu cuerpo. Esta práctica fomenta la conciencia física y ayuda a centrar la atención en el presente.

Ejercita tus cinco sentidos:

Para sumergirse en el presente, utilice sus sentidos. Respire profundamente unas cuantas veces y luego enumere cinco objetos que pueda ver a su alrededor. Una vez que hayas hecho eso, enumera las cuatro cosas que puedes tocar o sentir, tres cosas que puedes oír, dos cosas que puedes oler y un elemento que puedes saborear. Esta técnica mejora el anclaje en la experiencia sensorial actual y le ayuda a desviar su atención de sus pensamientos apresurados.

Observar ideas y sentimientos:

Mientras se sienta cómodamente, preste atención a sus pensamientos y sentimientos a medida que surgen. Práctica observarlos sin juzgarlos para que no te consuman. Nunca atribuyas ningún juicio o análisis adicional a pensamientos o sentimientos; simplemente descríbalos como "pensamiento" o "sentimiento" a medida que suceden. Al poner a distancia los pensamientos y las emociones, esta actividad puede disminuir la impulsividad y mejorar la autoconciencia.

Caminata observadora:

Camine lenta y deliberadamente, prestando atención a las sensaciones de su cuerpo y al movimiento de sus pies. Toma nota de cómo cambia tu peso, cómo tus pies hacen contacto con el suelo y cómo cada zancada es rítmica. Si sus pensamientos comienzan a desviarse, llévalos suavemente de regreso a las sensaciones corporales de la caminata. Este entrenamiento mejora la atención y reduce la impulsividad al combinar la actividad física con la atención plena.

Alimentación Consciente:

Elija una porción pequeña de comida, como una pasta o una fruta. Examine el aspecto, la textura y la fragancia del alimento antes de comenzar a consumirlo. Disfrute del sabor y la textura cuando muerda cualquier cosa, prestando mucha atención a las sensaciones de su boca mientras mastica. Incluya todos sus sentidos en el proceso de alimentación. Esta técnica puede reducir las tendencias impulsivas a comer y mejorar la atención plena mientras se realizan las tareas habituales.

Para obtener los beneficios de practicar ejercicios de mindfulness, tenga en cuenta que la constancia y la práctica frecuente son fundamentales. Comienza con sesiones breves y alargarlas progresivamente a medida que te sientas más a gusto. Siéntase libre de modificar y probar varias actividades para ver cuál funciona mejor para usted, ya que los síntomas del TDAH pueden variar. Para obtener ayuda individualizada para adoptar la atención plena en su rutina diaria, considere pedir consejo a un profesor o terapeuta de atención plena con experiencia en el trato con clientes con TDAH.

Capítulo 7

La función de la dieta en el Manejo del TDAH

La investigación y el interés en la función de la nutrición en el tratamiento de los síntomas del TDAH van en aumento. Aunque la nutrición no puede tratar el TDAH, algunas decisiones dietéticas y la adopción de un régimen alimentario equilibrado pueden ayudar a controlar los síntomas y al bienestar general. Este capítulo examinará los posibles efectos de ciertos alimentos, nutrientes y hábitos dietéticos sobre los síntomas relacionados con el tratamiento del TDAH en mujeres mayores. Para brindar consejos sobre cómo implementar una dieta equilibrada y de apoyo para el tratamiento del TDAH, profundicemos en las cuestiones esenciales.

Dieta nutricionalmente rica y equilibrada:

Para promover la salud del cerebro y el bienestar general, haga especial hincapié en una dieta equilibrada y rica en nutrientes. Debe estar presente una variedad de frutas, verduras, cereales integrales, proteínas magras y grasas buenas. Estas comidas proporcionan las vitaminas, minerales y nutrientes vitales necesarios para el funcionamiento saludable del cerebro.

ácidos grasos omega-3

En particular, EPA y DHA, dos ácidos grasos omega-3, son cruciales para mantener la función cerebral y pueden resultar útiles en el tratamiento de los síntomas del TDAH. Incluya alimentos ricos en ácidos grasos omega-3, como nueces, semillas de lino, semillas de chía y pescados grasos (salmón, caballa y sardinas). Considere tomar suplementos de omega-3 si es necesario después de hablar con un médico.

Proteína:

El consumo adecuado de proteínas puede favorecer la estabilización del azúcar en sangre y fomentar la energía sostenida durante todo el día. Elija fuentes de proteínas magras como pollo, pescado, frijoles, tofu y yogur griego. Las comidas y refrigerios ricos en proteínas pueden ayudar con la atención y controlar la impulsividad.

Varios carbohidratos

Elija carbohidratos complejos para promover niveles estables de azúcar en sangre, ya que proporcionan energía de forma gradual. Incluya frutas y verduras ricas en fibra junto con cereales integrales como arroz integral, quinua y productos elaborados con trigo integral. Evite o minimice los carbohidratos refinados, las comidas azucaradas y las bebidas que puedan afectar la atención y producir cambios de energía.

Evite los edulcorantes artificiales y los aditivos alimentarios:

Algunos aditivos alimentarios, como colorantes, sabores y conservantes sintéticos, pueden empeorar los síntomas del TDAH en algunas personas. Coma menos o manténgase alejado de alimentos que incluyan edulcorantes y aditivos artificiales. Lea las etiquetas de sus alimentos y, si es posible, opte por alimentos no procesados y mínimamente procesados.

Hidratación:

Para mantener la salud general y la función cognitiva, es fundamental beber suficiente agua. Para mantener una función cerebral adecuada, asegúrese de consumir suficiente agua durante todo el día. Evita beber demasiadas bebidas azucaradas y elige el agua como principal fuente de hidratación.

Sensibilidad y alergias del individuo:

Tenga en cuenta cualquier sensibilidad o alergia personal que pueda afectar los síntomas del TDAH. Algunas personas pueden ser sensibles a ciertos alimentos o categorías de alimentos, incluidos el gluten o los lácteos. Considere consultar a un profesional de la salud o a un dietista capacitado para que investigue las dietas de exclusión u otras medidas adecuadas si sospecha que tiene una sensibilidad alimentaria particular.

Planificación de comidas y coherencia:

La planificación de las comidas y el cumplimiento de los horarios regulares de las comidas pueden ayudar a controlar los niveles de azúcar en sangre y estructurar el día. Planificar y preparar comidas y refrigerios de antemano puede ayudarle a evitar recurrir a alimentos procesados o no saludables al garantizar que siempre tenga a mano una selección de productos saludables.

Estrategia Holística:

Recuerde que controlar los síntomas del TDAH implica algo más que la simple alimentación. Para un tratamiento completo de los síntomas, es fundamental utilizar una estrategia holística que integre recomendaciones dietéticas con otras terapias no médicas, como ejercicio, reducción del estrés y mecanismos de afrontamiento útiles.

Una dieta equilibrada y rica en nutrientes puede ayudar a las mujeres mayores a controlar sus síntomas y su bienestar general, incluso cuando los alimentos no pueden curar el TDAH. Concéntrese en llevar una dieta sana y diversa que dé prioridad a los ácidos grasos omega-3, las proteínas, los carbohidratos complejos y pocos edulcorantes y productos químicos artificiales. Preste atención a las alergias y sensibilidades personales que puedan afectar los síntomas. Planificar y programar las comidas de manera constante ayuda a estructurar las comidas y fomentar niveles estables de azúcar en sangre. Para brindar asistencia completa, tenga en cuenta abordar el tratamiento del TDAH de manera integral integrando recomendaciones dietéticas con otros enfoques no médicos.

Saber cómo la nutrición afecta los síntomas del TDAH

Un creciente conjunto de evidencia indica que la dieta puede potencialmente afectar los síntomas del TDAH además de tener una influencia sustancial en la salud y el bienestar general. Aunque la nutrición no puede tratar el TDAH, alimentos y minerales específicos pueden tener un impacto en la cognición, el estado de ánimo y el comportamiento, lo que puede tener un impacto en los síntomas en ciertas personas, especialmente en las mujeres mayores. Este capítulo examinará el vínculo entre ciertos alimentos, nutrientes y el manejo de los síntomas mientras investigamos el efecto de la dieta sobre los síntomas del TDAH. Para comprender en profundidad cómo la nutrición podría afectar los síntomas del TDAH, profundicemos en las cuestiones clave.

Carbohidratos simples y azúcar:

El consumo elevado de carbohidratos simples y azúcar, incluidos los que se encuentran en alimentos procesados, dulces y bebidas azucaradas, puede causar problemas de concentración y concentración, así como cambios de energía. Estas comidas le brindan rápidos picos de energía, pero generalmente van seguidas de caídas que afectan la función cognitiva y pueden empeorar los síntomas del TDAH.

Proteína:

La estabilización de los niveles de azúcar en sangre y la promoción de energía sostenida durante todo el día dependen de una ingesta adecuada de proteínas. Las carnes magras, el pescado, las aves, las lentejas y el yogur griego son ejemplos de alimentos ricos en proteínas que pueden ayudar con la concentración y moderar la impulsividad.

ácidos grasos omega-3

En particular, EPA y DHA, dos ácidos grasos omega-3, son cruciales para mantener la función cerebral y pueden resultar útiles en el tratamiento de los síntomas del TDAH. Las nueces, las semillas de lino, las semillas de chía, los pescados grasos (salmón, caballa, sardinas) y otros alimentos también contienen estos ácidos grasos. Según varias investigaciones, tomar suplementos de ácidos grasos omega-3 puede ayudar a las personas con TDAH a comportarse mejor y prestar más atención.

Aditivos alimentarios y tintes sintéticos:

Ciertos aditivos alimentarios, como colorantes, sabores y conservantes sintéticos, se han relacionado con un aumento de la impulsividad y la hiperactividad en ciertos pacientes con TDAH. Para controlar los síntomas, puede ser útil evitar o restringir los alimentos con aditivos artificiales y optar por opciones de alimentos integrales menos procesados.

Sensibilidad y Alergias:

Las sensibilidades dietéticas específicas o las alergias en personas con TDAH pueden empeorar los síntomas. Los alérgenos comunes, como el gluten, los lácteos y otros aditivos dietéticos, pueden causar inflamación y tener un impacto en la cognición y el comportamiento de una persona. Identificar y evitar estas alergias o crear una dieta de eliminación con la ayuda de un proveedor de atención médica puede ayudar a aliviar los síntomas.

Dieta nutricionalmente rica y equilibrada:

Para un rendimiento cognitivo óptimo y una salud cerebral general, es fundamental llevar una dieta equilibrada y rica en nutrientes. Concéntrese en consumir una variedad de frutas, verduras, cereales integrales, proteínas magras y grasas saludables para proporcionar las vitaminas, minerales y nutrientes vitales necesarios para promover la función cerebral y tal vez disminuir los síntomas del TDAH.

Diferencias individuales:

Es vital comprender que cada persona puede experimentar los efectos de la nutrición sobre los síntomas del TDAH de manera diferente. Todo el mundo puede tener diferentes necesidades y sensibilidades dietéticas. Llevar un diario de alimentos, consultar a un experto médico o colaborar con un dietista registrado con experiencia en el manejo del TDAH puede ayudar a descubrir tendencias únicas y personalizar las recomendaciones dietéticas.

Varios estimulantes y café.

Varios estimulantes, como los de las bebidas energéticas o el consumo excesivo de café, pueden tener efectos variados en las personas con TDAH. Si bien algunas personas encuentran que dosis moderadas de café les ayudan a concentrarse y prestar atención, otras pueden encontrar que su inquietud o sus síntomas de TDAH empeoran. Es importante ser consciente de la sensibilidad individual a la cafeína y los estimulantes y modificar el consumo según sea necesario.

Hidratación:

Para un rendimiento cognitivo óptimo, es fundamental mantener una hidratación adecuada. La deshidratación puede provocar cansancio, dificultad para concentrarse y una función cognitiva deficiente. Asegúrese de beber suficiente agua durante el día, ya que incluso una ligera deshidratación puede afectar su concentración y su bienestar general.

Dietas de eliminación y sensibilidades alimentarias:

Algunas personas con TDAH pueden tener síntomas como resultado de ciertas sensibilidades dietéticas. El gluten, los lácteos, la soja y los aditivos artificiales son los culpables más comunes. Si alimentos específicos aumentan los síntomas del TDAH, podría ser útil identificar y eliminar los alimentos desencadenantes sospechosos mediante una dieta de exclusión o trabajar con un experto en atención médica.

Horario de las comidas y control del azúcar en sangre:

Las comidas y refrigerios regulares y equilibrados pueden ayudar a mantener niveles constantes de energía y rendimiento cognitivo al ayudar a mantener niveles estables de azúcar en sangre. Se puede mejorar el enfoque y la atención evitando períodos prolongados de ayuno y eligiendo comidas que incluyan una combinación de proteínas, carbohidratos complejos y grasas saludables.

Método personalizado:

Es importante comprender que las personas con TDAH pueden tener necesidades y reacciones dietéticas particulares. Los tratamientos dietéticos específicos pueden ser beneficiosos para algunas personas y tener poco o ningún efecto en otras. Se pueden encontrar las mejores tácticas dietéticas para controlar los síntomas individuales del TDAH experimentando con varias filosofías dietéticas y colaborando con médicos especialistas o dietistas autorizados.

Manejo integrado del TDAH:

Un método para controlar los síntomas del TDAH es mediante la dieta. Es fundamental adoptar una estrategia exhaustiva que incorpore otros tratamientos, incluidos medicamentos (si se recomiendan), asesoramiento, ejercicio regular, manejo del estrés y mecanismos eficientes para afrontarlo. La combinación de estos métodos puede dar como resultado una estrategia de tratamiento para los síntomas del TDAH que sea más integral y exhaustiva.

Aunque todavía se está investigando la conexión entre la nutrición y los síntomas del TDAH, existe evidencia de que elementos dietéticos específicos pueden tener un impacto en la cognición y el comportamiento. Los síntomas del TDAH se pueden mejorar limitando el azúcar y los carbohidratos simples, proporcionando una ingesta suficiente de proteínas, incluidos los ácidos grasos omega-3, evitando los aditivos artificiales y resolviendo las alergias o sensibilidades dietéticas. Para la salud y el bienestar total del cerebro, es fundamental hacer hincapié en una dieta equilibrada y rica en nutrientes. Es esencial tener en cuenta las diferencias individuales y colaborar con médicos especialistas o dietistas registrados para crear planes dietéticos individualizados para tratar con éxito los síntomas del TDAH.

Recomendaciones nutricionales para la mejor salud cerebral posible

La nutrición respalda la mejor función cerebral posible, incluidas las capacidades cognitivas, el control del estado de ánimo y la salud mental en general. Numerosos elementos de la función cerebral pueden verse afectados por ciertos nutrientes, que son especialmente cruciales para la salud del cerebro. En este capítulo se analizarán los factores dietéticos que contribuyen al buen funcionamiento del cerebro. Las personas pueden tomar decisiones alimentarias informadas para mejorar su función cognitiva y su salud cerebral general si son conscientes de estos factores. Exploremos los elementos clave para aprender más sobre los componentes dietéticos del rendimiento cerebral ideal.

Alimentos esenciales para una función cerebral saludable:

a. Ácidos grasos omega-3: En particular, el EPA y el DHA son esenciales para la salud y el correcto funcionamiento del cerebro. Ayudan a mantener la integridad de las membranas celulares, disminuir la inflamación y mejorar la función mental. Entre las fuentes se incluyen las semillas de lino, las semillas de chía, las nueces y el pescado graso.

b. Vitaminas B: Las vitaminas del grupo B, especialmente las vitaminas B6, B9 (folato) y B12, son esenciales para el desarrollo de los neurotransmisores y para el buen funcionamiento del cerebro. Tienen un papel tanto en el metabolismo cognitivo como en el energético. Los cereales integrales, las verduras de hojas verdes, los frijoles, la carne, el pescado y los productos lácteos son algunos ejemplos de fuentes.

C. Antioxidantes: Los antioxidantes, como las vitaminas C y E, ayudan a reducir la inflamación y a proteger las células cerebrales del daño oxidativo. Ayudan a mantener la salud cognitiva y pueden ayudar a detener el deterioro cognitivo relacionado con la edad. Las frutas, verduras, nueces, semillas y cereales integrales son ejemplos de fuentes.

d. Minerales: Los minerales cruciales para una función cerebral saludable incluyen hierro, zinc, magnesio y selenio. Ayudan en la producción de neurotransmisores, la salud de los nervios y la función cognitiva general. Las carnes magras, los mariscos, las legumbres, las nueces, las semillas, los cereales integrales y las verduras de hojas verdes son algunos ejemplos de fuentes.

Hidratación:
Para que el cerebro siga funcionando de la mejor manera, una hidratación adecuada es esencial. Las funciones cognitivas, la atención y la memoria pueden verse afectadas incluso por una deshidratación menor. Para mantener la hidratación y la salud general del cerebro, asegúrese de consumir líquidos con regularidad, especialmente agua.

Equilibrio óptimo de macronutrientes:
La energía y los nutrientes necesarios para el funcionamiento saludable del cerebro deben

obtenerse a través de una dieta equilibrada de macronutrientes, que incluyen carbohidratos, proteínas y grasas. Dé prioridad a los carbohidratos complejos integrales, las proteínas magras y las grasas saludables de alimentos como el pescado, las nueces, las semillas y los aguacates.

Reducir la inflamación:

La salud del cerebro y la capacidad cognitiva pueden verse significativamente afectadas por la inflamación crónica. Una dieta rica en alimentos antiinflamatorios, como productos frescos, cereales integrales, grasas saludables y carnes magras, ayuda a reducir la inflamación y promover una función cerebral saludable.

Conexión cerebro-gastrina:

El vínculo entre el estómago y el cerebro enfatiza cómo la salud intestinal afecta el funcionamiento del cerebro. Es posible mantener una microbiota intestinal saludable, que a su vez afecta la salud del cerebro y el rendimiento cognitivo, mediante una dieta rica en fibra, alimentos fermentados y probióticos.

Alimentos ricos en antioxidantes:
Consuma alimentos ricos en antioxidantes, como bayas, chocolate amargo, verduras de hojas verdes y frutas y verduras vibrantes. Los antioxidantes mejoran la salud del cerebro al combatir el estrés oxidativo, reducir la inflamación y hacerlo.

Necesidades y factores personalizados:
Tenga en cuenta que cada persona tiene diferentes demandas dietéticas según su edad, sexo, estilo de vida y problemas médicos. Un dietista autorizado u otro experto en atención médica puede brindarle asesoramiento individualizado sobre cómo satisfacer sus necesidades dietéticas únicas para una función cerebral óptima.

Para garantizar una función cerebral óptima, la nutrición es esencial. Una dieta equilibrada que incluya nutrientes clave, incluidos ácidos grasos omega-3, vitaminas B, antioxidantes y minerales, puede ayudar con la función cognitiva, el control del estado de ánimo y la salud cerebral en general. El mejor funcionamiento cerebral posible se facilita priorizando el agua, llevando una dieta equilibrada de macronutrientes, reduciendo la inflamación, teniendo en cuenta el eje intestino-cerebro e incluyendo alimentos ricos en antioxidantes. Se pueden brindar consejos dietéticos individualizados para respaldar la salud particular de su cerebro tomando en consideración demandas específicas y comentandolo con especialistas de la salud.

Qué comer y qué evitar en una dieta buena para el TDAH

Al proporcionar nutrientes vitales y reducir los elementos que podrían aumentar los síntomas, la dieta puede contribuir significativamente al tratamiento de los síntomas del TDAH. Hacer una selección de alimentos bien pensada es un componente clave para adoptar una dieta adecuada para el TDAH. En este capítulo examinaremos los elementos que se deben incluir y excluir de una dieta compatible con el TDAH. Las personas pueden mejorar su bienestar general y quizás disminuir los síntomas del TDAH integrando dietas ricas en nutrientes y evitando los desencadenantes dañinos.

Para comprender qué hace que una dieta sea adecuada para el TDAH, veamos los factores clave.

Verduras y frutas:

Asegúrese de comer una variedad de frutas y verduras. Estos proporcionan los antioxidantes, vitaminas y minerales necesarios que promueven la salud general del cerebro. Elija bayas, verduras de hojas verdes, brócoli y frutas cítricas, así como otros alimentos coloridos.

Proteínas saludables

Elija fuentes de proteínas magras como yogur griego, pollo, pescado, tofu y lentejas. La proteína estimula la síntesis de neurotransmisores y puede ayudar a controlar los niveles de azúcar en la sangre, lo que resulta en una mayor atención y energía duradera.

Varios carbohidratos

Elija carbohidratos complejos por su energía de liberación lenta. El arroz integral, la quinua, la avena y los productos elaborados con trigo integral son ejemplos de cereales integrales saludables. Estos promueven la concentración sostenida y mantienen niveles estables de azúcar en sangre.

Grasas adecuadas:

Incluya fuentes de grasas saludables como aguacates, nueces, semillas, pescados grasos (como salmón, caballa y sardinas) y aceite de oliva. Estas grasas promueven la salud del cerebro y proporcionan ácidos grasos omega-3 cruciales que pueden mejorar el rendimiento cognitivo y disminuir los síntomas del TDAH.

Hidratación y Agua:

Manténgase bien hidratado bebiendo suficiente agua durante todo el día. La deshidratación puede afectar la salud del cerebro y empeorar los síntomas del TDAH. Trate de restringir el consumo de bebidas azucaradas y beba mucha agua.

Alimentos para limitar o evitar

Azúcar y alimentos ricos en azúcar:

Reduzca la ingesta de bocadillos procesados, refrescos y otros productos azucarados. Estos pueden causar niveles erráticos de energía, dificultad para concentrarse y un aumento de la hiperactividad. En su lugar, elige fuentes de dulzura puras y naturales, como frutas frescas.

Comida rápida y alimentos procesados:

Reduzca el consumo de comida rápida y procesada, que a menudo está cargada de productos químicos artificiales, sal y grasas nocivas. Estos alimentos tienen poco valor nutricional y pueden causar inflamación y deterioro cognitivo.

Ingredientes artificiales:

Los alimentos que contienen aditivos artificiales, como colorantes, saborizantes y conservantes artificiales, deben evitarse o consumirse con moderación. Estos químicos pueden causar sensibilidad en algunas personas con TDAH, lo que podría empeorar los síntomas.

Alimentos alérgicos:

Preste atención a posibles alergias o sensibilidades dietéticas que puedan afectar los síntomas del TDAH. Varios aditivos alimentarios, lácteos, soja y gluten son ejemplos de alérgenos comunes. Considere una dieta de eliminación o busque consejo de un proveedor de atención médica si tiene sospechas de sensibilidad.

Varios estimulantes y café.

Se debe limitar o evitar el consumo excesivo de cafeína procedente de bebidas como el café, las bebidas energéticas y los refrescos con cafeína. La cafeína puede ayudar a algunas personas a concentrarse en dosis modestas, pero en grandes cantidades puede agravar los síntomas del TDAH y provocar inquietud.

Incluir alimentos ricos en nutrientes que promuevan la salud del cerebro y al mismo tiempo limiten los posibles desencadenantes es parte de la adopción de una dieta adecuada para el TDAH. Diversifique los alimentos de su dieta para incluir una variedad de frutas, verduras, proteínas magras, carbohidratos complejos y grasas saludables. Se deben evitar o limitar los refrigerios azucarados, los alimentos procesados, la comida rápida, los aditivos artificiales, los alimentos alérgicos y el consumo excesivo de cafeína. La adopción de una dieta adecuada para el TDAH puede resultar más fácil personalizando su dieta para que se ajuste a sus necesidades y buscando asesoramiento de médicos o dietistas registrados con experiencia en el tratamiento del TDAH.

Ideas para preparar comidas y consejos útiles para comer bien

Se necesita una preparación cuidadosa de las comidas y tácticas factibles para fomentar la coherencia y el compromiso de mantener una dieta equilibrada. Este capítulo brindará consejos sobre la preparación de comidas y consejos útiles para ayudar a cualquier persona, especialmente a las mujeres mayores, a mantener una dieta equilibrada. Las personas pueden garantizar que están brindando a sus cuerpos comidas y refrigerios saludables al adoptar estas ideas en su vida diaria. Para obtener más información sobre la planificación de comidas y consejos útiles para mantener una dieta saludable, veamos los elementos principales.

Preparación de la comida:

a. Planifique con anticipación: Programe un tiempo determinado cada semana para preparar sus comidas y refrigerios. Al elegir recetas e ingredientes, tenga en cuenta su horario, preferencias dietéticas y requisitos nutricionales.

b. Planifica tus comidas para la semana, incluyendo desayuno, almuerzo, cena y meriendas, mediante la creación de un menú semanal. Incluya frutas, verduras, carnes magras, cereales integrales y grasas saludables en la planificación de su dieta rica en nutrientes.

C. Cocción por lotes y preparación de comidas. Incluye cocinar mayores cantidades de alimentos con anticipación y almacenarlos en porciones individuales para su consumo posterior. Esto garantiza que tenga acceso a selecciones saludables y ahorre tiempo en días agitados.

d. Haz una lista de compras precisa para tu plan de alimentación. Cuando compre, siga la lista para evitar realizar compras impulsivas de productos nocivos.

mi. Compre en el exterior del supermercado: El exterior del supermercado suele tener productos lácteos, verduras frescas y proteínas magras. Prioriza los alimentos enteros y no procesados prestando atención a estos aspectos.

Consejos prácticos para comer saludablemente:

a. Practique el control de las porciones para evitar comer en exceso prestando atención al tamaño de las porciones. Utilice platos o platos más pequeños y preste atención a las cantidades recomendadas por las normas dietéticas.

b. Disminuya la velocidad y concéntrese en su experiencia gastronómica mientras practica la alimentación consciente. Coma despacio, disfrute los sabores y preste atención a las señales de hambre y saciedad de su cuerpo.

C. Empaque refrigerios saludables: para evitar buscar alternativas poco saludables cuando tenga hambre, preparar refrigerios saludables con anticipación y llévese con usted. Los ejemplos incluyen frutas y verduras cortadas, almendras y yogur.

d. Considere los componentes y el valor nutricional de los productos envasados leyendo las etiquetas de los alimentos. Elija comidas integrales con pocos aditivos y manténgase alejado de los alimentos con alto contenido de grasas malas, carbohidratos y sal.

mi. Prepara comidas en casa para tener control sobre los ingredientes y técnicas de preparación. Para que comer sea divertido, experimente con alimentos y sabores nutritivos.

F. Ponga los alimentos enteros en primer lugar: dé prioridad a los alimentos enteros, no procesados y ricos en nutrientes. Sus comidas deben incluir una variedad de vegetales frescos además de cereales integrales, carnes magras y grasas saludables.

gramo. Presta atención a las indicaciones de hambre y saciedad de tu cuerpo escuchándolo. Simplemente consumir alimentos cuando tenga hambre y dejar de comer cuando esté satisfecho puede ayudarle a evitar comer en exceso o comer emocionalmente.

h. Manténgase hidratado: para mantenerse hidratado y promover la salud general, beba mucha agua durante el día. Como recordatorio para consumir agua constantemente, tenga una botella de agua cerca.

i. Busque apoyo: considere inscribirse en una clase de cocina o nutrición, o ponerse en contacto con amigos o grupos de Internet que apoyen una alimentación saludable. El apoyo de otros puede proporcionar inspiración y consejos prácticos.
 Mantener una dieta saludable requiere planificación de comidas y consejos útiles. Las personas pueden asegurarse de tener siempre alternativas nutritivas accesibles programando tiempo para planificar las comidas, haciendo un plan de alimentación semanal,

cocinando y preparando comidas a granel. Para desarrollar mejores hábitos alimentarios, también se deben practicar el manejo de las porciones, la alimentación consciente, leer las etiquetas de los alimentos y cocinar en casa. Centrarse en alimentos integrales, beber suficiente agua y obtener apoyo ayudan en el camino hacia una dieta equilibrada. Para promover su bienestar general y el éxito a largo plazo en mantener una dieta saludable, integre estos métodos en su estilo de vida.

Conclusión:

Resumiré diciendo que "Manejo del TDAH para mujeres mayores" es una serie completa de dos libros que cubre las dificultades particulares que experimentan las mujeres mayores con TDAH. El Libro 2 es el recurso de referencia para controlar el TDAH en mujeres mayores, ya que cubre una variedad más amplia de temas que el Libro 1, que establece una base sólida al examinar los fundamentos del TDAH.

El Libro 2 amplía la información del Libro 1 y proporciona una mejor comprensión de la complejidad del manejo del TDAH con la adición de consejos sobre ejercicios, control del TDAH en el envejecimiento y la menopausia, tácticas de comunicación, consejos laborales, estrategias de gestión del tiempo y más. Proporciona habilidades e ideas útiles para ayudar a las mujeres mayores con TDAH a superar muchas facetas de la vida y cubre una amplia gama de temas que son pertinentes para ellas.

El libro 2 ofrece consejos útiles sobre cómo integrar el ejercicio físico en las actividades cotidianas. Las pautas de ejercicio son esenciales para mantener el bienestar general y tratar los síntomas del TDAH. El libro examina diversas formas de ejercicio y ofrece consejos útiles para que los lectores puedan crear un programa que satisfaga sus necesidades.

Un tema importante que se aborda en el Libro 2 es el manejo del TDAH en el envejecimiento y la menopausia, que reconoce las dificultades únicas que los cambios hormonales y las transiciones importantes de la vida pueden generar para las mujeres mayores con TDAH. Al abordar estos problemas, el libro prepara a los lectores para realizar estos ajustes con elegancia y proporciona consejos útiles para afrontar los síntomas.

El libro 2 ofrece ideas y estrategias útiles para mejorar las habilidades de comunicación. Las relaciones sólidas y el manejo de los síntomas del TDAH dependen del uso de tácticas de comunicación efectivas. Brinda a los lectores las habilidades que necesitan para comunicar sus necesidades, resolver disputas y cultivar relaciones sanas en todas las esferas de la vida.

La habilidad crucial de la gestión del tiempo también se trata en el Libro 2. Los lectores reciben herramientas para aumentar la productividad y reducir el estrés al recibir consejos prácticos sobre la gestión del tiempo, la priorización y la evitación del trabajo.

El Libro 2 es un recurso útil que cubre todos los componentes cruciales del control del TDAH en mujeres mayores con un examen exhaustivo de estos temas y más. Amplía las bases establecidas en el Libro 1 y proporciona mucha información y consejos útiles para permitir que las mujeres mayores con TDAH prosperen en todas las facetas de su vida.

En conclusión, el Libro 2 amplía los conceptos introducidos en el Libro 1 al explorar varias facetas críticas del control del TDAH en mujeres mayores. Proporciona un completo conjunto de herramientas que aborda temas que incluyen la gestión del tiempo, la comunicación eficaz, el control del TDAH relacionado con la menopausia y el envejecimiento, el ejercicio y más. Con su profundidad de información y consejos útiles, el Libro 2 realmente cierra la serie y sirve como manual de consulta para mujeres mayores con TDAH que desean controlar con éxito su enfermedad y llevar una vida plena.